엄마는 왜
고추가 없어?

「赤ちゃんはどこからくるの？親子で学ぶはじめての性教育」(のじま なみ)
AKACHAN WA DOKOKARA KURUNO? OYAKODE MANABU HAJIMETENO SEIKYOIKU
Copyright © 2020 by NAMI NOJIMA
Original Japanese edition published by Gentosha, Inc., Tokyo, Japan
Korean edition is published by arrangement with Gentosha, Inc.
through Japan Creative Agency Inc., Tokyo and JM Contents Agency, Seoul

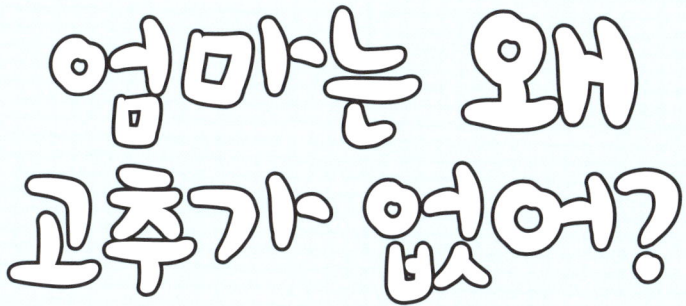

엄마는 왜 고추가 없어?

부모와 아이가 함께 배우는 첫 성교육 그림책

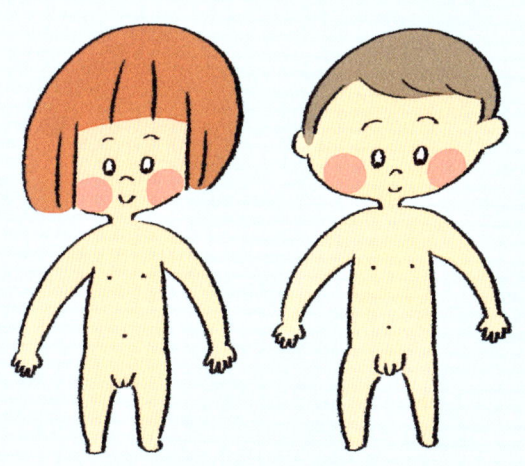

노지마 나미 지음 · 장은주 옮김
하야시 유미 그림

비에이블
B.able

차례

부모님에게 • 8
바르게 성교육하는 5가지 원칙 • 10
시작하는 글 • 12

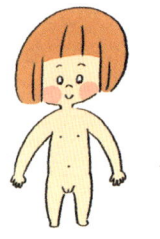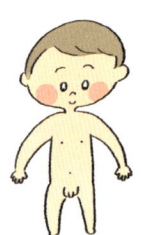

1장 몸의 구조

왜 털이 날까? • 22
남자와 여자는 언제 정해질까? • 24
여자의 성기는 뭐라고 부르면 좋을까? • 26
고추의 크기는 어느 정도가 보통일까? • 28
고추가 커지고 서는 이유는 뭘까? • 30
변성기는 뭘까? • 32
부모님 advice ❶ 포경수술을 하느냐, 마느냐? • 34
부모님 advice ❷ 성기의 명칭을 분명하게 알려주세요 • 36

2장 여자아이 이야기

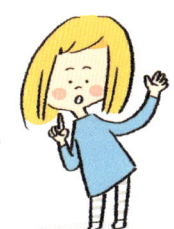

생리는 몇 살부터 시작할까? · 40
왜 생리 중에는 예민해질까? · 42
생리를 하면 아플까? · 44
생리 양은 얼마나 될까? · 46
부모님 advice ❸ 생리가 시작되었을 때의 마음가짐과 대처법 · 48
부모님 advice ❹ 생리는 부끄러운 게 아니야 · 49
부모님 advice ❺ 여자아이의 '갱 에이지' 시기 · 50

3장 남자아이 이야기

사정이 뭘까? · 54
몽정이 뭘까? · 56
오줌과 정액은 섞이지 않을까? · 58
정자 수는 얼마나 될까? · 60
고추를 만지면 왜 기분이 좋아질까? · 62
퀴즈 ❶ 우리의 몸, 다른 부분 찾기 · 64
부모님 advice ❻ 혼자만의 시간을 즐길 공간을 만들어주세요 · 66

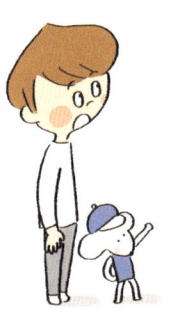

4장 생명 이야기

왜 남자는 임신하지 않을까? · 70
아기는 어떻게 생길까? · 72
쌍둥이는 어떻게 태어날까? · 74
배 속 아기는 무얼 하고 있을까? · 76
왜 아기는 10개월이나 배 속에 있을까? · 78
아기는 어디에서 오는 걸까? · 80
몇 살이 되면 임신해도 괜찮을까? · 82
부모님 advice ❼ 성교육으로 아이의 자기 긍정감을 높여주세요 · 84

5장 나를 지키기

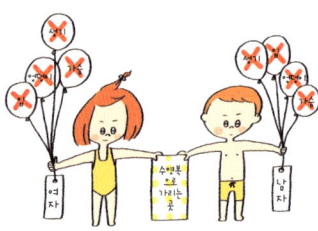

친구가 팬티 속을 보여달라고 하면? · 88
모르는 어른이 말을 걸면? · 90
무료 스마트폰 앱은 사용해도 될까? · 92
몸의 고민을 인터넷에 털어놔도 될까? · 94
퀴즈 ❷ 엄마 아빠와 함께 하는 퀴즈 · 96
부모님 advice ❽ 스마트폰 앱과 SNS로부터 아이를 지키는 법 · 97
부모님 advice ❾ 아이가 성인 사이트를 볼 때의 대처법 · 98

6장 마음 이야기

배려란 뭘까? · 102
누군가를 좋아하게 된다는 건? · 104
'남자' '여자'라는 말을 듣고 기분이 이상해진다면? · 106
퀴즈 ❸ 정자를 찾아라 · 108
부모님 advice ❿ 성의 다양성을 이해하고 받아들여야 할 때 · 109

맺는 글 · 110
퀴즈 정답 · 111

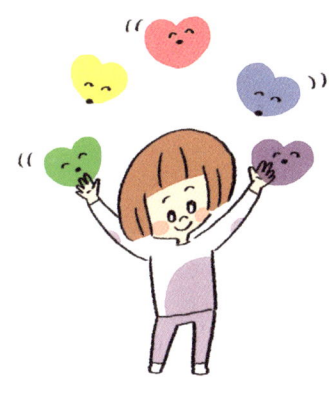

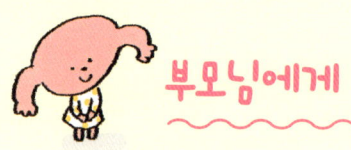 ## 부모님에게

"아기는 어디에서 오는 거야?"
"난 왜 고추가 없어?"
"아기는 어떻게 생겨요?"
"사과는 왜 빨개?"
"눈은 왜 하늘에서 폴폴 날려요?"

아이들은 궁금한 것을 거리낌 없이 물어옵니다. 물론 바로 답을 해줄 때도 있지만, '아니, 벌써 저런 질문을 할 때가 되었나!' 하고 가슴이 철렁할 때도 있습니다. 저도 세 아이를 키우는 엄마이기에 그렇게 가슴이 철렁하는 순간을 수없이 맞았었지요.

원래 성은 친근한 것입니다. 아이가 내 몸, 생명, 일상의 '성'을 알고 싶어 하는 것은 사과나 눈과 관련한 궁금증처럼 자연스러운 일입니다.

그런데 어른들은 마치 큰일이라도 난 양 얼굴을 붉히거나 외면하려 합니다. 우리는 성에 관해 아이들에게 알기 쉽게 전하는 방법을 배우지 않았습니다. 하지만 아이들은 그런 어른들의 사정은 아랑곳하지 않죠(웃음).

어린이집이나 유치원, 초등학교에 올라갈 때마다 조금씩 성장하는 아이들은 혼자 용변을 처리하거나 몸을 씻고, 이성 친구와 단체 생활을 하는 동안 자신과 상대의 몸이 다름을 깨닫습니다.

순수하게 알고 싶어 하는 아이의 마음에 답해줌으로써, 아이들은 자신을 알고 좋아하게 될 기회와 타인을 배려할 기회를 얻게 됩니다.

아이가 어릴 때부터 올바른 성 지식을 알려주세요. 그것은 다름 아닌 아이들

스스로 자신을 지키기 위한 '지식의 씨앗'과 사랑받고 있음을 알게 하는 '애정의 씨앗'을 심는 것입니다.

세상은 이렇게 풍요로워졌는데, 자기 자신을 "좋아한다"라고 당당하게 말할 수 있는 아이는 의외로 많지 않습니다.

얼마나 슬픈 일인가요. 우리 부모가 바라는 아이들의 모습은 아니겠지요.

"넌 몇억 개의 기적이 쌓여 이 세상에 태어났어."

"엄마 아빠는 널 얼마나 기다렸는지 몰라."

이런 성교육을 통해 가족에게 아낌없이 사랑받고 있다는 사실을 전해줍니다.

이것이 '애정저축'이 됩니다.

애정저축은 고스란히 자기 긍정감으로 이어집니다. 자기 긍정감의 토대는 '나는 누군가에게 사랑받고 있다'라는 자신에 대한 흔들리지 않는 믿음입니다. 이것이야말로 성교육의 가장 큰 장점입니다.

이 책은 아이와 웃으면서 함께 성에 대한 이야기를 나눴으면 하는 염원을 담아 썼습니다. 아이들 스스로 자신의 인생을 걸어갈 때 이 지식이 인생을 더욱 풍요롭게 하는 데 미약하나마 도움이 된다면 행복하겠습니다.

괜찮아요. 아이들은 어른들보다 순수합니다.

괜찮아요. 아이들은 이 책을 읽어주는 당신을 정말 좋아해요.

괜찮아요. 사랑을 듬뿍 담아 이 책을 읽어주세요.

그리고 꼭 아이들의 순수한 반응을 즐겨보세요. 다 읽을 즈음에는 당신의 마음에도 분명 따뜻한 행복감이 싹틀 테니까요.

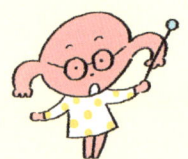

바르게 성교육하는 5가지 원칙

1. 우리 몸에는 정말 소중한 곳이 있다는 사실을 전한다

알기 쉽게 수영복을 예로 들어보세요. 우리 몸 중에 수영복으로 가려야 할 곳(가슴, 엉덩이, 성기)과 입은 다른 사람에게 보여서도 만지게 해서도 안 되는 정말 소중한 곳입니다(88페이지). 어릴 때부터 꼭 가려야 할 소중한 곳을 가르침으로써 아이를 성범죄로부터 지킬 뿐만 아니라 무심코 성범죄의 가해자가 되는 것도 막아줍니다.

2. 욕실에서 속옷을 세탁하는 것부터 시작한다

부모가 아이에게 성교육을 할 기회를 잡기란 좀처럼 쉽지 않죠. 만 2~3세 무렵 용변으로 속옷이 더럽혀지는 시기부터 함께 욕실에 들어가 직접 속옷 빠는 습관을 들여줍니다. 욕실은 아이와 차분하게 대화할 수 있는 장소입니다. 엄마가 생리혈이 묻은 속옷을 직접 빠는 모습을 보여줘도 좋아요. 생리나 생명 탄생에 관해 이야기할 좋은 기회니까요. 목욕하면서 자연스럽게 성교육을 시작할 수 있어요.

3. 아이의 성적 질문에는 "좋은 질문"이라고 칭찬해준다

아이가 성에 관한 질문을 할 때 어른이 당혹스러운 표정을 짓거나 "그런 건 몰라도 돼!"라고 화를 내면 아이는 자기가 미움받고 있다고, 절대 질문을 해서는 안 된다고 생각해버립니다. 바로 대답하기 어렵다면 한 번 심호흡을 하고 "좋은 질문이야"라고 대답해줍니다. 엄마의 당혹스러운 표정을 감추는 마법의 말이랍니다.

4. 성교육은 만 3세부터 10세 이전까지는 해야 한다

성에 관한 이야기는 학교에서도 자세히 해주지 않습니다. 하지만 요즘은 글자를 읽지 못해도, 쓰지 못해도, 인터넷으로 손쉽게 성과 관련된 이미지나 동영상을 접할 수 있습니다. 아이들이 이런 경로로 잘못된 성 정보에 노출되고 왜곡된 성 인식을 갖기 전에 적절한 성교육이 이뤄져야 합니다. 특히 부모의 사랑을 순수하게 받아들이는 만 3세에서 10세까지는 올바른 성 지식을 전해줘야 합니다. 부모에게 거리를 두기 시작하는 10세 이전에는 시작해야 합니다. 사춘기가 되고 나서는 이미 늦습니다.

5. 밝게, 즐겁게, 바르게 전한다

어른들만 성에 관한 이야기를 부끄러워합니다. 아이들에게 '성'은 전혀 외설스러운 이미지가 아닙니다. 따라서 성교육은 아이들에게 생명 탄생의 기적, 부모의 사랑, 몸을 지키는 방법을 알려줄 수 있는 더없이 중요한 기회입니다. 성에 대해 이야기하는 것은 부끄럽다는 고정관념부터 버립시다. 또한 성기의 이름을 정확히 전하는 것도 중요합니다. "그곳"이라고 얼버무리지 않고 남자의 성기는 "음경", 여자의 성기는 "음순"이라고 정확하게 가르쳐줍니다.

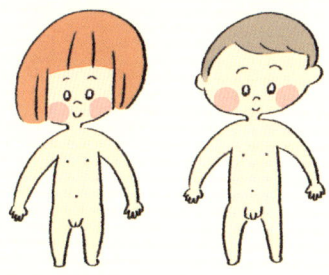

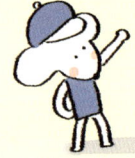
시작하는 글

"어른과 아이의 차이는 뭐예요?"
이런 질문을 받았다면 어떻게 대답해야 할까요.
"수염이 나는 것."
"가슴이 커지는 것."
"결혼하는 것."
아마 다양한 대답들이 나오겠지요.

앞으로 조금씩 자랄 아이들은 학교에서 친구들과 많은 시간을 보내는 동안 '왜 여자만 가슴이 커질까?' '고추의 크기는 어느 정도가 적당할까?' '부끄러워서 아무한테도 못 물어보겠어' '좋아하는 사람이 생겼는데 어떡하지!' 같은 몸과 마음에 관한 성적인 고민을 자연스럽게 갖게 됩니다.

하지만 알기 쉽게 알려주는 어른은 많지 않지요.

사실 이런 고민은 아이들에게만 있는 것이 아닙니다. 어른이 되어도 아이들과 똑같이 남몰래 고민하는 사람이 많아요. 성에 관해 잘 모르면, 친구와 비교하여 자기에겐 매력이 없다고 생각하기 쉽죠.

하지만 기억하세요.

모두의 얼굴이 한 사람 한 사람 다르듯이 몸과 마음의 성장도 한 사람 한 사람 모두 다르다는 사실을.

백 명이 있으면 백 명 모두 각각의 개성이 있고, 백 명 나름의 매력이 넘칩니다. 아이들이야말로 이 세상에 둘도 없는 더없이 소중한 존재임을 잊어서는 안 됩니다.

훗날 아무리 좋아하는 사람이 생겨도, 자신을 잘 알지 못하면 당당하게 상대에게 좋아한다고 말하지 못하고, 상대를 잘 알지 못하면 상냥하게 대하기도 어렵습니다.

이 책에서는 아이들이 앞으로 자기다운 인생을 살아가기 위해, 어릴 때부터 알아둬야 할 성에 관한 여러 이야기를 알기 쉽게 썼습니다. 어른도 의외로 잘 모르는 성에 관한 의문을 지금부터 하나씩 풀어가볼까요.

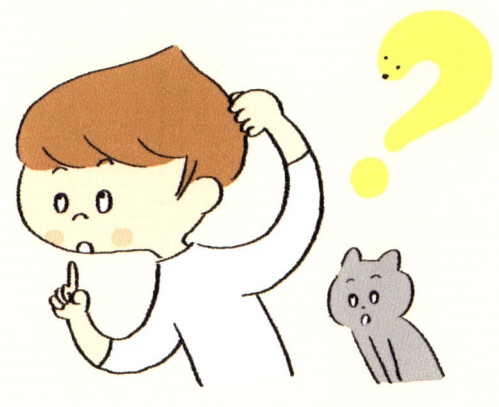

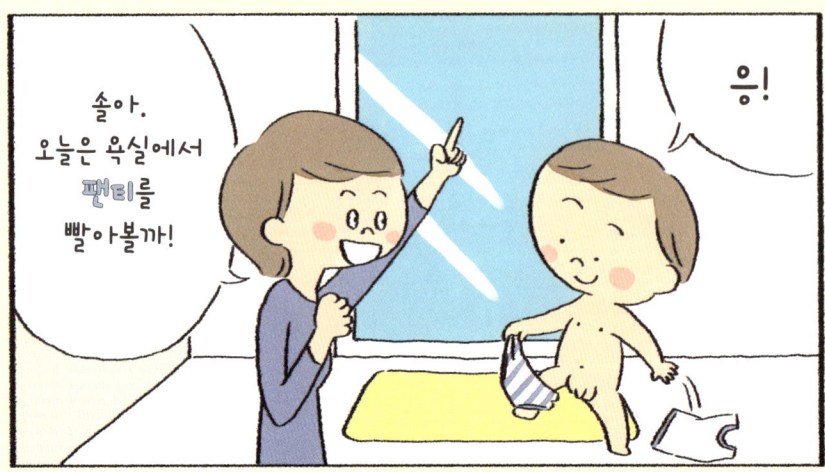 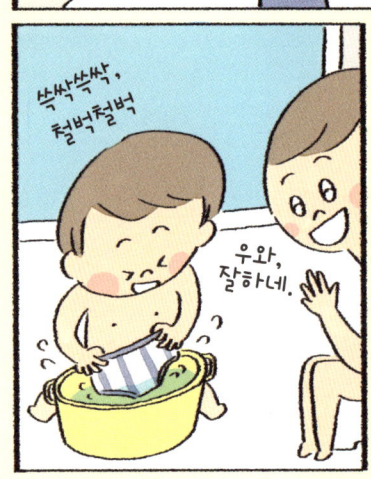 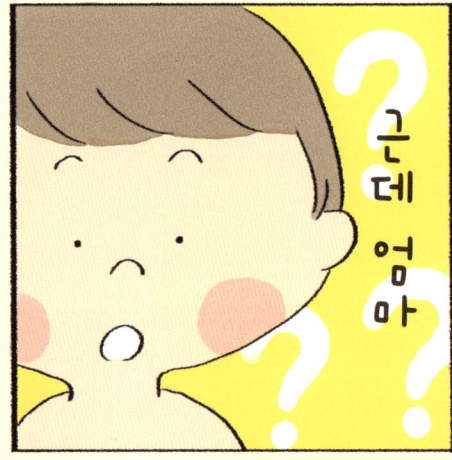 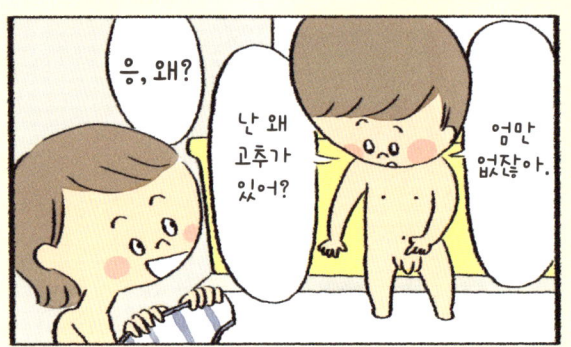 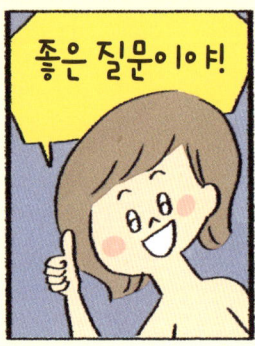

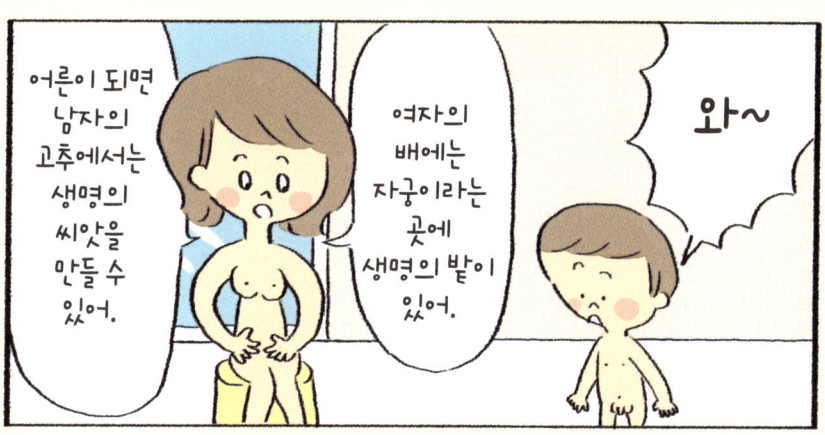
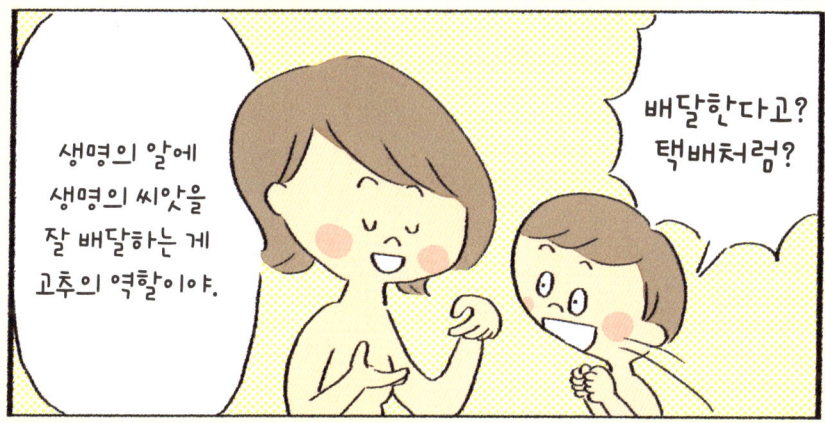
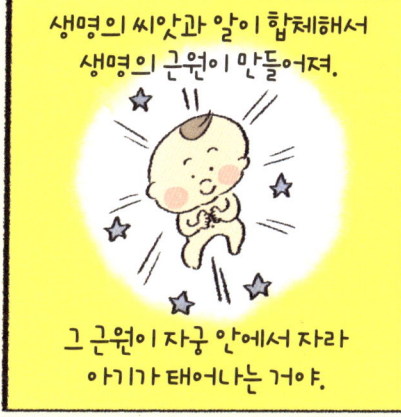
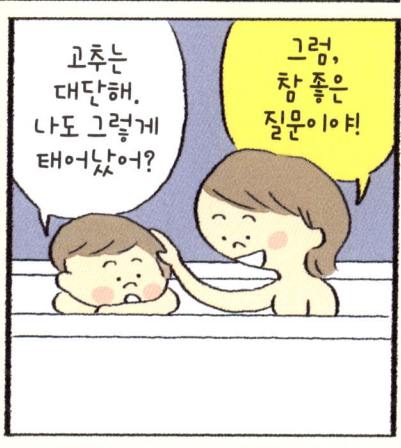

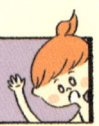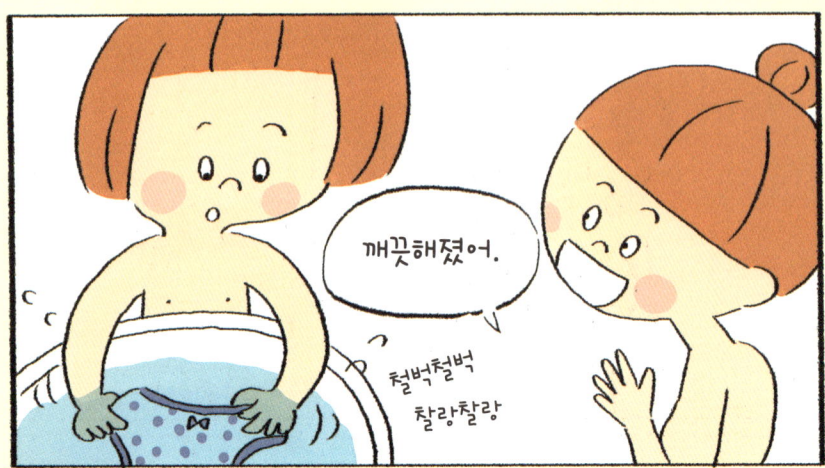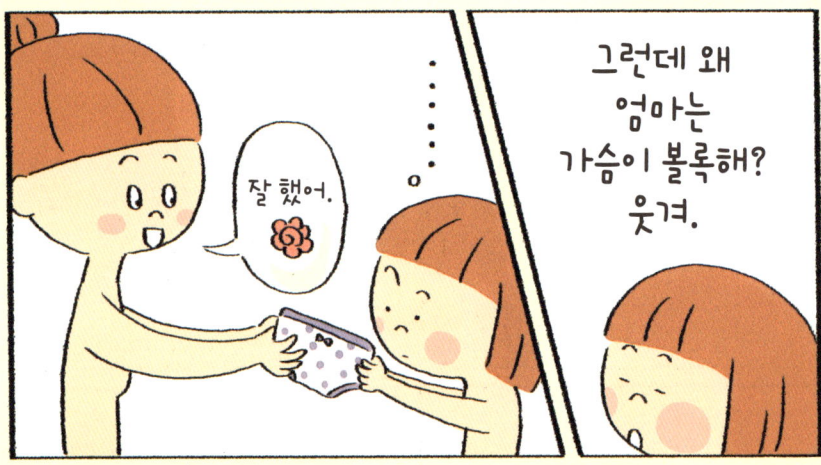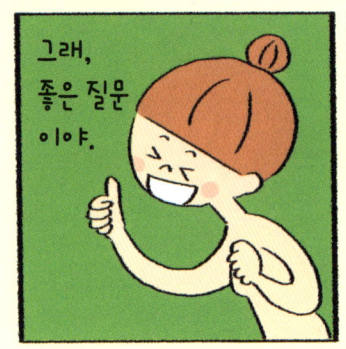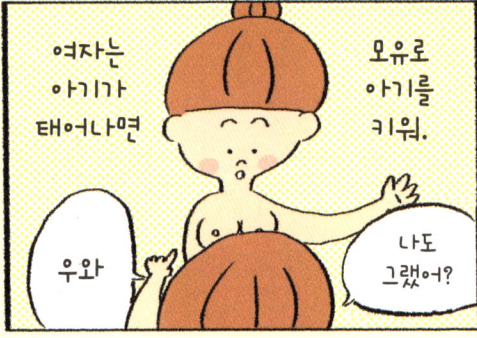

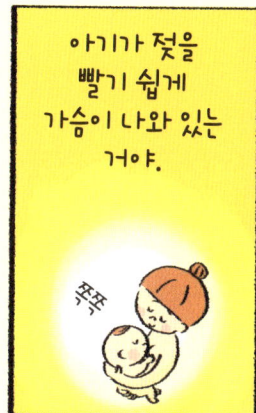
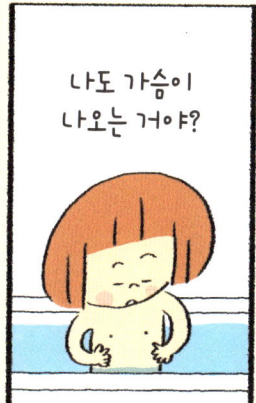
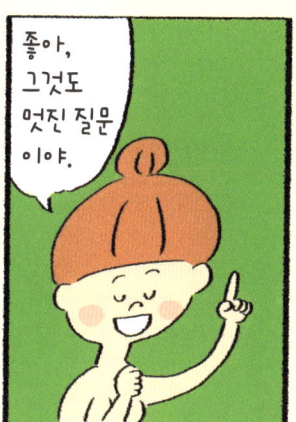
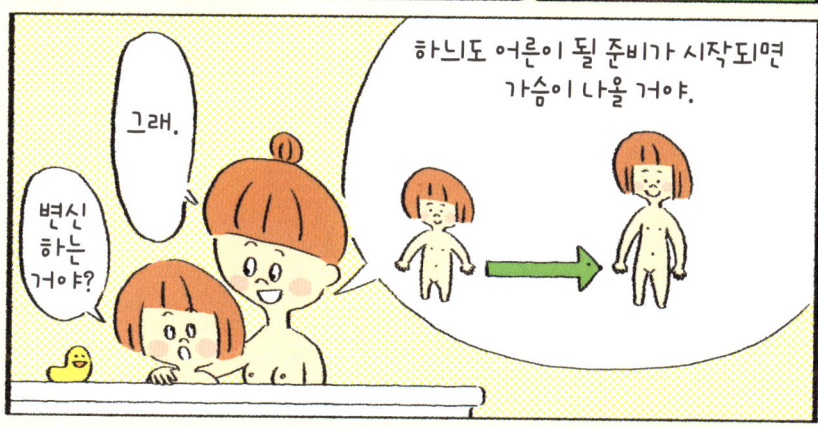
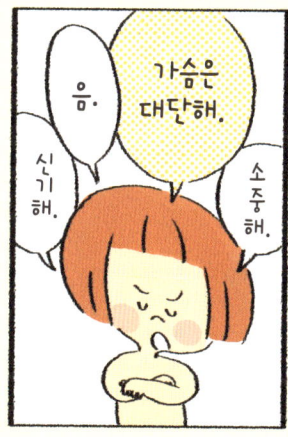
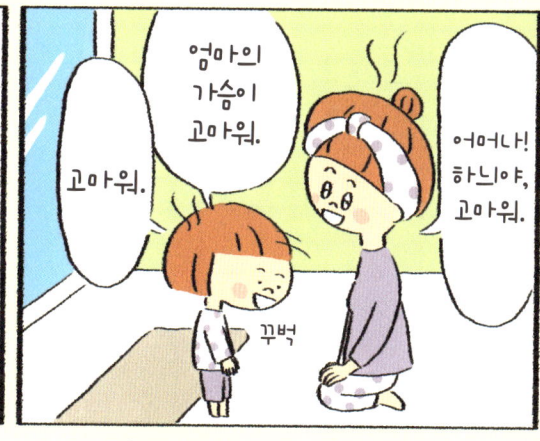

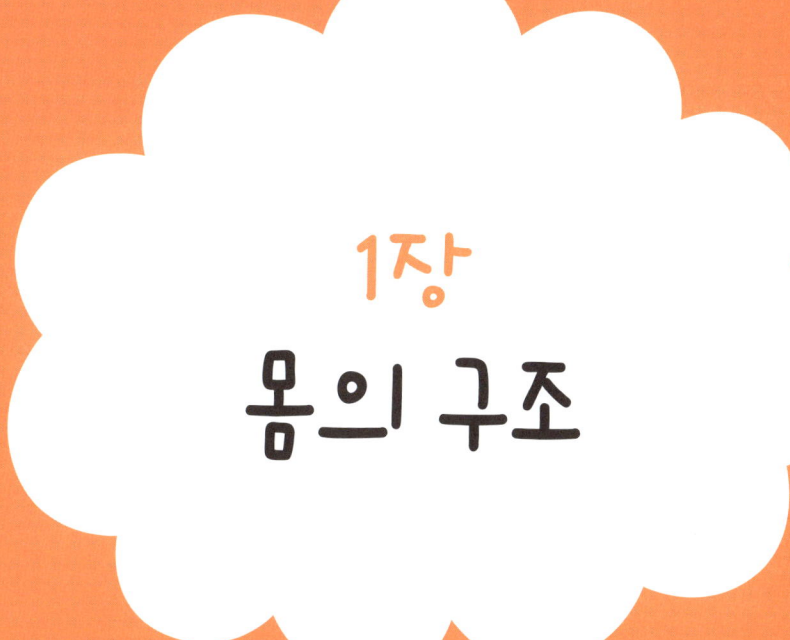

1장
몸의 구조

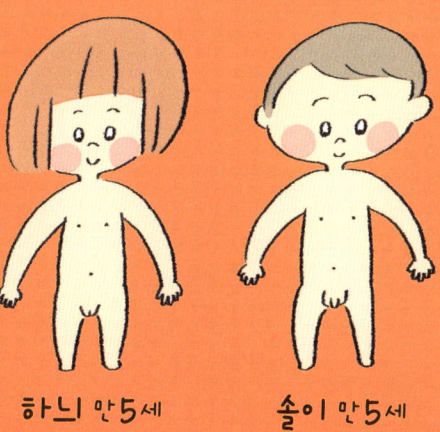

하늬 만5세　　솔이 만5세

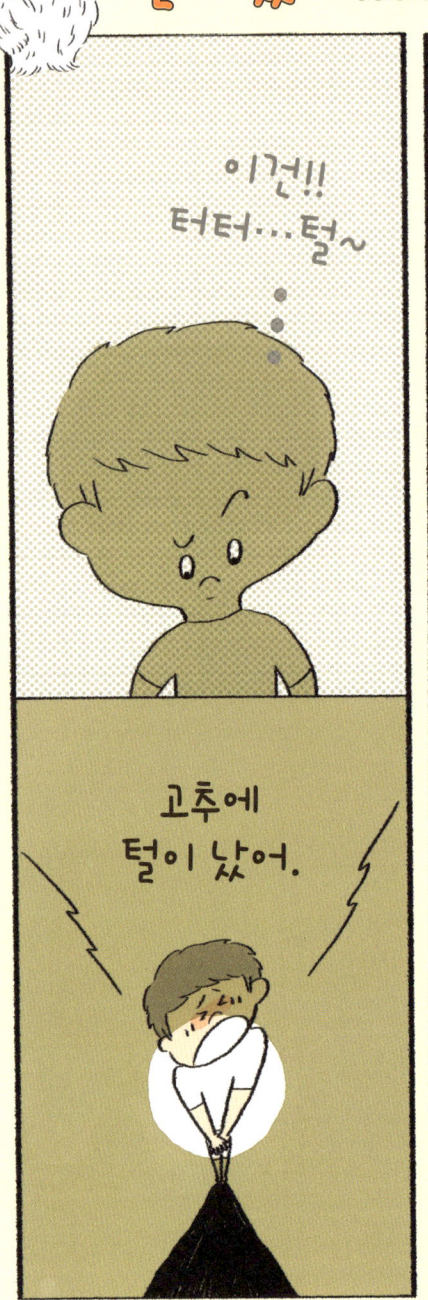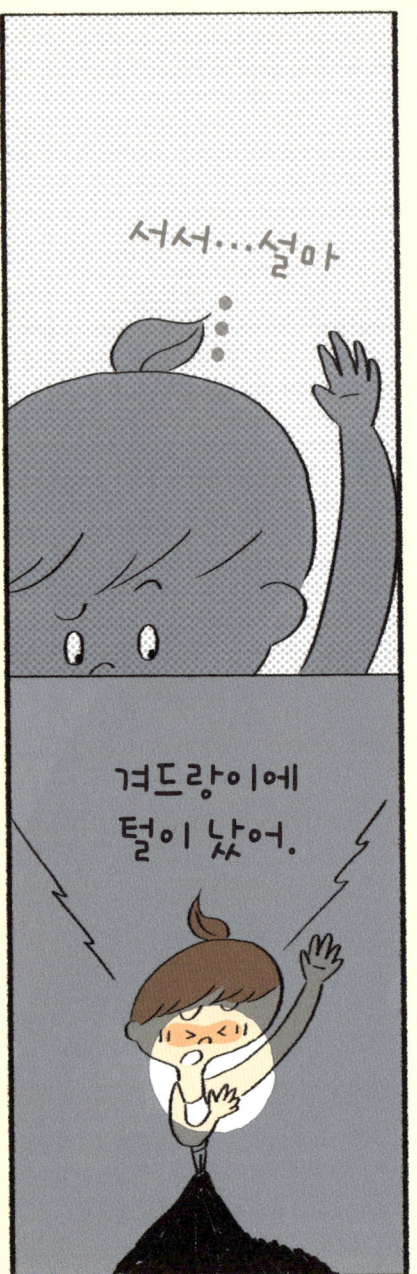

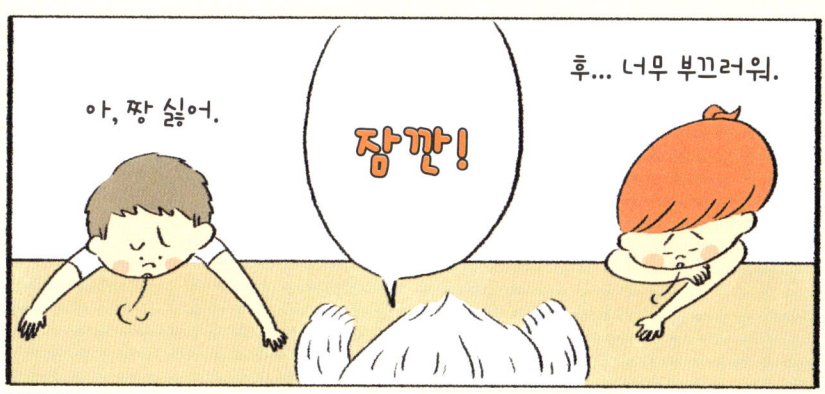
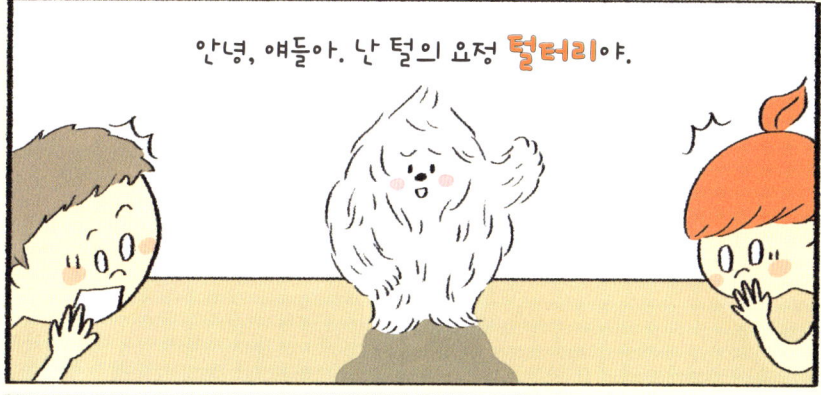
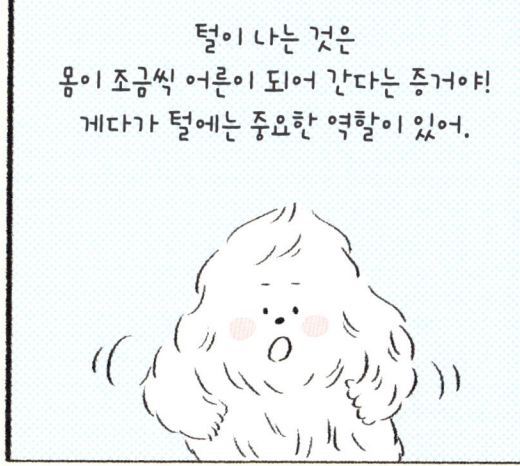
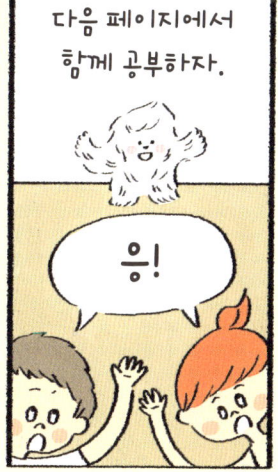

왜 털이 날까?

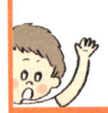 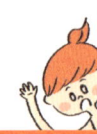

**여러분을 지키기 위해
얼굴이나 몸에 털이 나는 거예요.**

여러분 몸에서 중요한 곳은 어디일까요? 사람의 몸은 정말 잘 만들어져서 중요한 부분을 보호하기 위해 털이 나요. 이를테면, 머리카락은 몸에 다양한 지령을 내리는 뇌를 보호하기 위해서, 그리고 눈썹과 속눈썹은 눈에 땀이나 먼지가 들어가는 것을 막기 위해서 나는 거죠.

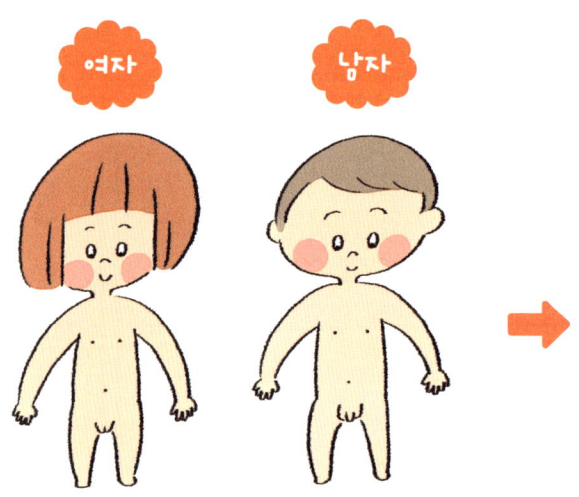

우리의 몸은 어른이 되면서 조금씩 변화해요.

그럼 사춘기에 접어들어 성기에 털이 나는 것은 왜일까요? 성기는 생명을 만들어내는 중요한 곳이기 때문이에요. 여자는 난자, 남자는 정자가 생명의 근원을 품고 있거든요.

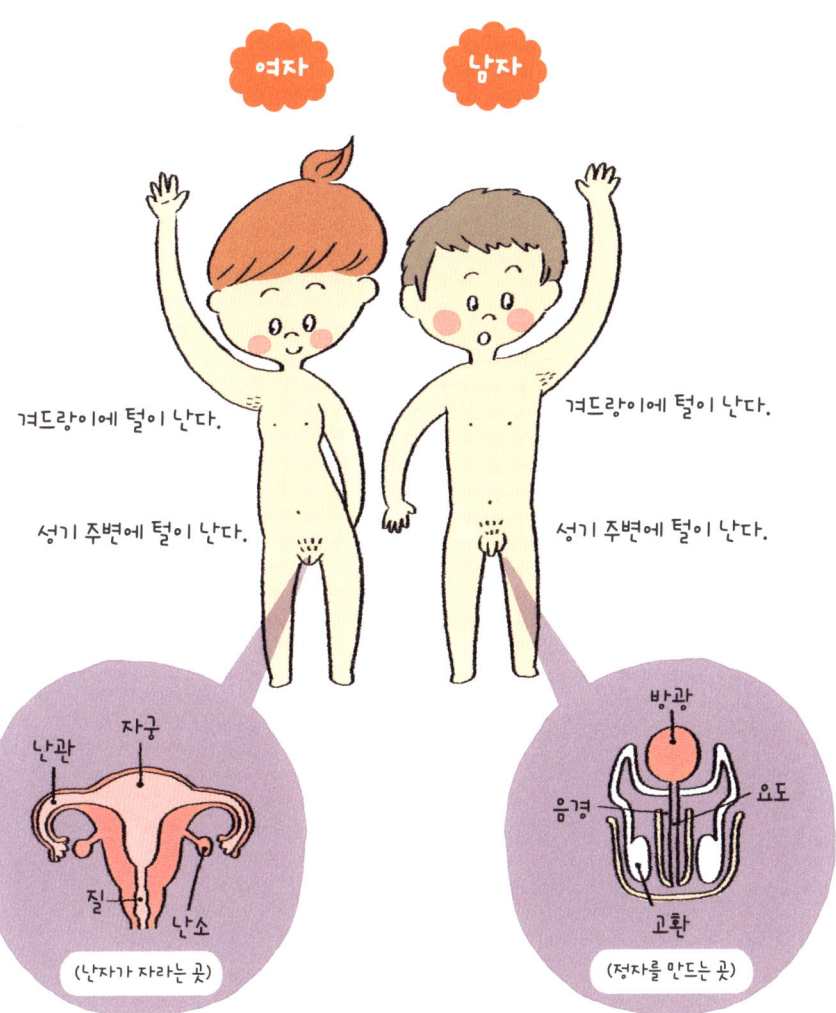

남자와 여자는 언제 정해질까?

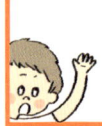
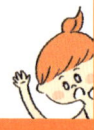

태어나기 전부터 정해져 있어요.

아기의 성별은 생명의 근원인 난자와 정자가 만난 순간 이미 정해져요. 하지만 신기하게도 남자든 여자든 처음에는 똑같이 '수정란'의 형태에서 시작해요. 그 수정란이 엄마 배 속에서 성장하는 단계에서 남자와 여자의 몸으로 점점 발달해요.

처음에는 같은 형태였던 남녀의 성기가 임신 3개월이 지나면서 남자는 겉으로 드러나며 '음경'이 되고, 여자는 안으로 들어가 '음핵'으로 남지요. 이렇게 남자의 음경과 여자의 음핵은 그 근원이 같아요. 사람의 몸은 정말 신비롭지 않나요?

---

* 편집자 주 : 아이들이 흔히 하는 질문이고, 이 책의 제목이기도 한 "엄마는 왜 고추가 없어?"라는 물음은 어른에게도 생각할 거리를 던져줍니다. '음핵은 발생학적으로 남자의 음경에 해당한다'는 표준국어대사전의 정의에서 분명히 알 수 있듯 엄마(여자)에게도 '고추가 있는' 것이지요. 이런 측면에서 최근에는 고추가 '있다' 또는 '없다'라고 표현하지 않고, '남자는 음경, 여자는 음순이 있다'라고 표현하도록 알려주고 있답니다.

성기의 성장

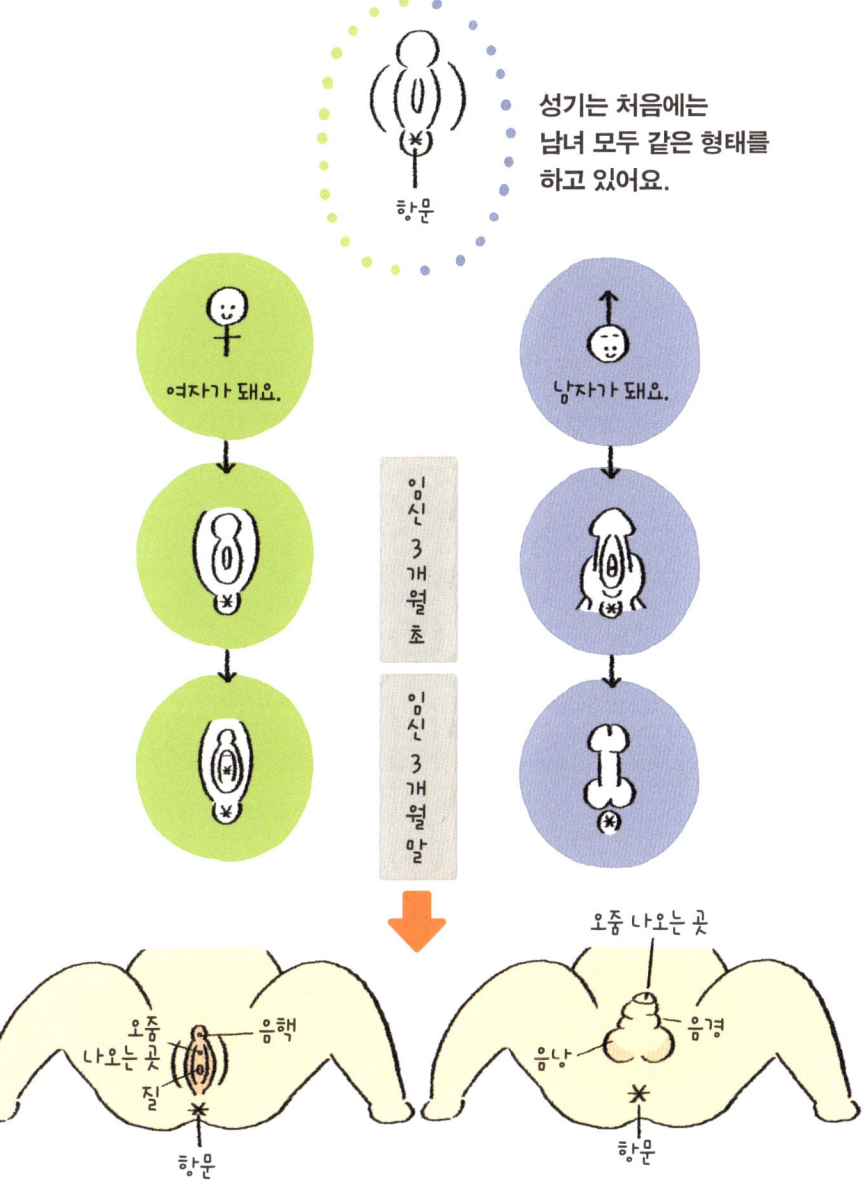

성기는 처음에는 남녀 모두 같은 형태를 하고 있어요.

여자의 성기는 뭐라고 부르면 좋을까?

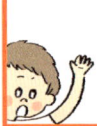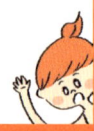

'음순'으로 정확히 불러주세요.

남자의 음경에는 '고추'라는 다른 이름이 있어요. 그런데 여자의 성기인 음순에는 일상적으로 부르기 쉬운 이름이 없지요. 그래서 '잠지' '소중이' '꼬꼬' '그곳' 등의 다양한 이름으로 불리고 있어요.

그러나 성범죄의 피해자가 된 어린아이들이 자신의 성기를 정확하게 칭하지 않아 법정에서 진술을 인정받지 못하는 안타까운 일이 일어나고 있습니다.

따라서 어려서부터 아이들이 성기를 장난스럽게 부르거나 부끄러워하지 않고 정확한 명칭으로 부르도록 지도해주어야 해요.

* 편집자 주 : 여자의 성기를 '잠지'라고 부르는 분들이 많은데요, 표준국어대사전에 따르면 잠지는 '남자아이의 성기를 완곡하게 이르는 말'입니다.

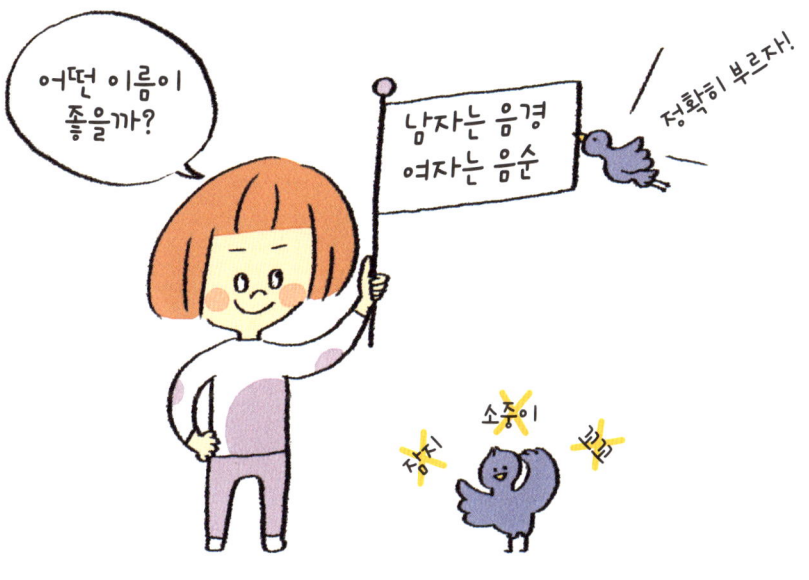

고추의 크기는 어느 정도가 보통일까?

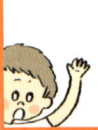 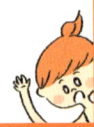

크기는 한 사람 한 사람 모두 달라요.

모두의 얼굴이 한 사람 한 사람 다르듯이, 고추도 한 사람 한 사람 다 달라요. 크거나, 작거나, 길거나, 짧거나, 구부려져 있기도 하고 색깔 역시 다양해요. '보통의 고추'란 하나도 없고 한 사람 한 사람 모두 개성이 있어요.

그러니 고추의 크기나 모양을 친구와 비교하며 고민하지 말아요. 어른이 되어 고추가 커졌을 때(발기했을 때) 5cm만 되면 아기를 만들 수 있어요.

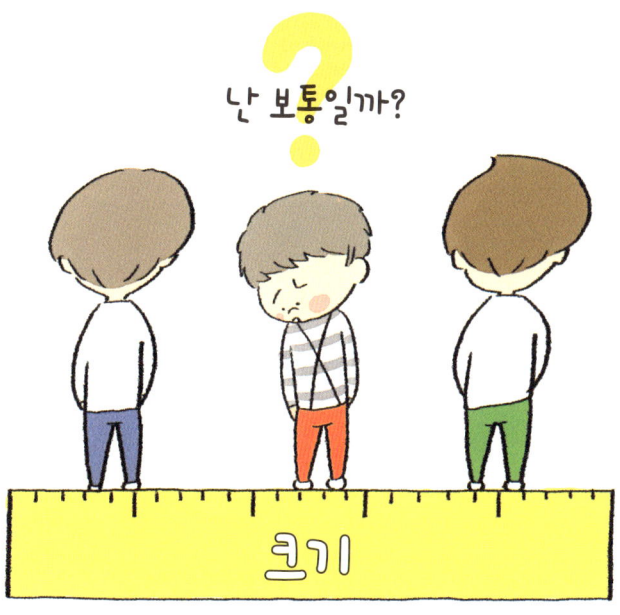

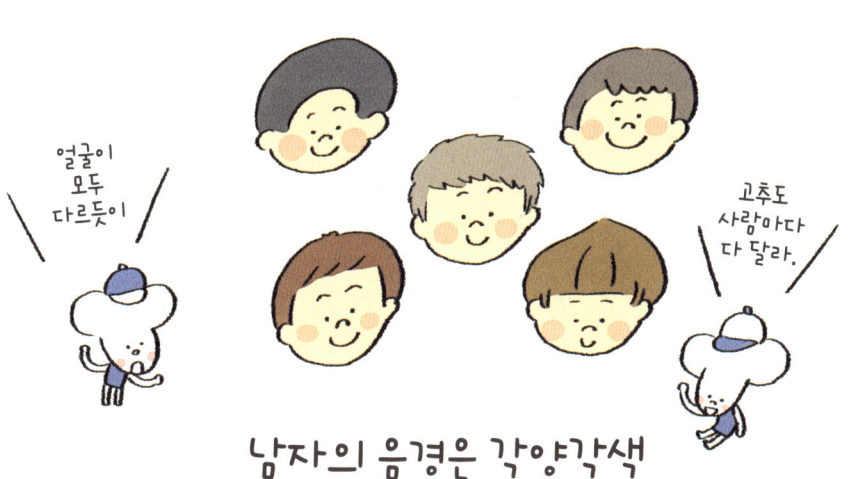

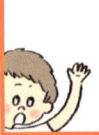
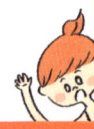

고추가 커지고 서는 이유는 뭘까?

어른이 되기 위한 연습을 하는 거예요.

남자는 아기를 만들 때 여자의 질에 음경을 넣어 정자를 난자 가까이로 보내요. 하지만 음경이 부드러워서 흐물흐물하면 질에 잘 들어가지 않아요. 그래서 어릴 때부터 크고 딱딱하게 서는(발기하는) 연습을 해서 아기 만드는 준비를 해요.

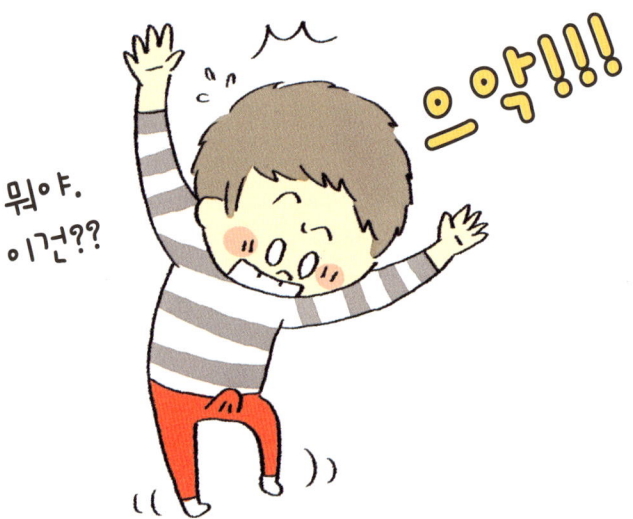

고추를 만지면 혈액이 고추로 모여서 서는데, 그 외에도 잘 때나 오줌이 차 있을 때, 고추가 팬티에 닿아 문질러졌을 때도 설 수 있어요. 모두 자연스러운 현상이며 전혀 이상하지 않아요.

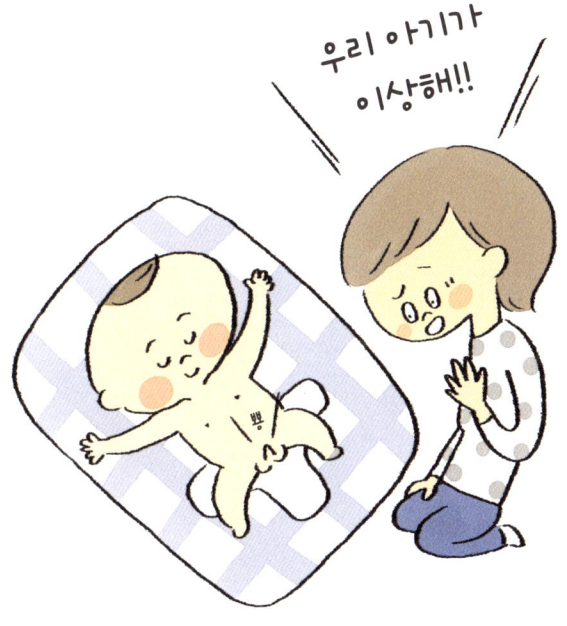

어른이 되기 위한 준비니까 괜찮아요.
아기도 고추가 설 때가 있어요.

변성기는 뭘까?

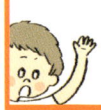
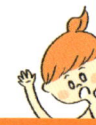

목소리가 멋지게 바뀌는 거예요.

남자는 목소리가 높아지거나 낮아지거나 하면서 지금까지와는 다른 목소리로 바뀌어가요. 그것을 '변성기'라고 해요.

동물의 세계에서도 짝꿍을 만들려고 멋진 목소리로 우는 건 대부분 수컷이에요.

사람은 대개 중학생 무렵인 12~14세에 변성기가 찾아와요. 변성기가 시작되면 놀랄 수도 있겠지만, 어떤 목소리로 바뀔지 즐겨보기로 해요.

여자도 목소리가 바뀌지만, 대부분 잘 모르고 지나가는 친구들이 많아요.

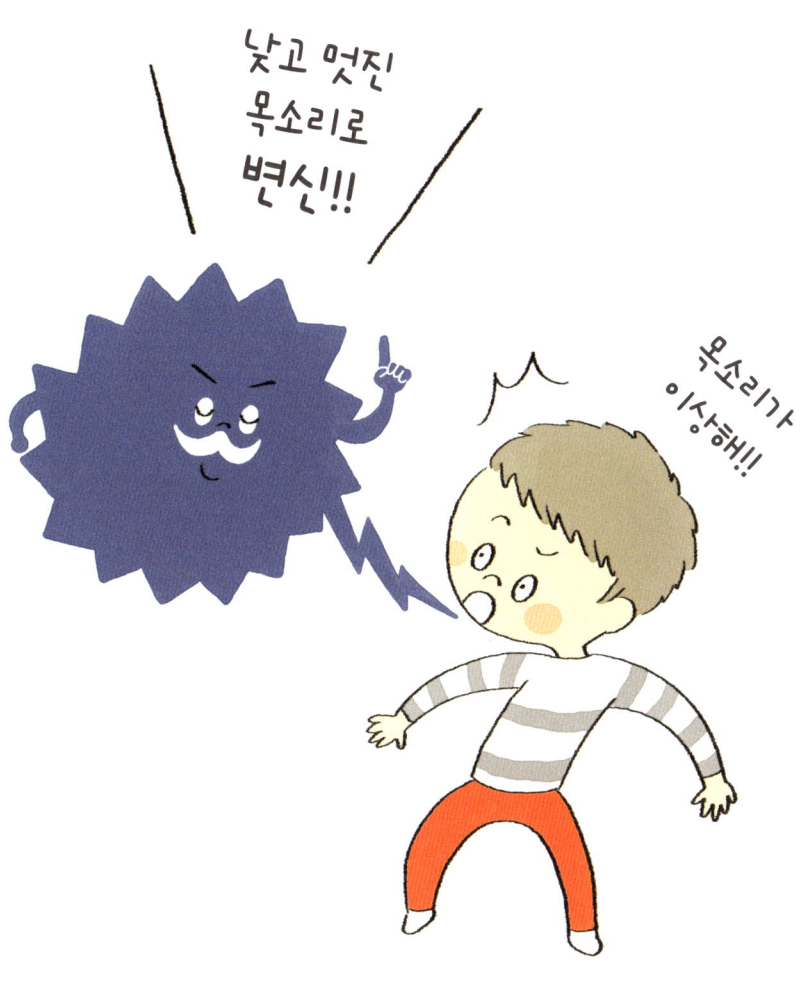

좋아하는 사람이 멋진 목소리라고 생각하게끔
남자는 목소리가 바뀌어요.

포경수술을 하느냐, 마느냐?
남자의 음경은 모두 달라!

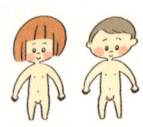

남자아이 엄마라면 아이의 포경수술 문제로 한 번쯤 고민하게 돼요. **사실 비뇨기과학회에서도 아직 답이 나오지 않았습니다.** 하지만 사춘기가 되면 남자아이는 대부분 포경 문제로 남몰래 고민하거나 콤플렉스가 생기기도 해요.

포경은 음경의 귀두가 포피에 덮여 있는 상태를 말합니다. 일단 갓난아기는 모두 포경이라는 점을 알아두세요.

포경은 크게 나누어 '진성포경'과 '가성포경'의 두 종류가 있습니다. 진성포경이란 포피를 아무리 뒤집어도 귀두가 전혀 보이지 않는 상태를 가리킵니다.

한편, 평소에는 귀두가 포피에 싸여 있다가 손으로 포피를 벗기면 조금이라도 귀두가 나오거나 지금은 나와 있지 않아도 욕실 등에서 포피를 벗기면 조금씩 귀두가 나오는 상태를 가성포경이라고 합니다.

방송 등에서 포경수술을 권하는 모습을 종종 봐서 '나도 포경이 아닐까' '수술이 필요해'라고 생각하는 분도 있겠지만, 실제로 가성포경은 수술이 필요 없습니다. **성인 남성의 70% 가까이가 가성포경이라고 하는데 일상생활에 전혀 문제가 없습니다.**

솔직히 말하면 여성의 99%는 포경의 종류를 모릅니다. 그런데 세상 남자들은 모든 여자가 신경을 쏜다고 착각해 필요하지 않은 수술을 합니다.

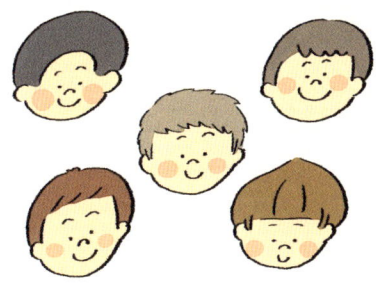

남자에게 음경은 자기 정체성의 뿌리입니다. '포경이 아닐까' '음경이 작은 것 같아' 이런 고민을 품으면 자신감이 사라져 좋아하는 상대가 생겨도 제대로 마음을 전하지 못합니다.

그러니 아이가 10살 무렵까지는 "남자들 대부분이 가성포경이야"라고 올바른 지식을 알려줍니다. 그래야 사춘기에 음경 문제로 고민하거나 인터넷의 그릇된 정보에 휘둘릴 우려가 줄어듭니다.

포경은 절대 병이 아니지만, 어릴 때부터 포피가 벗겨져 있는 쪽이 청결한 것은 사실입니다. **사춘기 이전의 포경은 욕실에서 몸을 씻을 때 음경의 포피를 조금씩 벗겨 귀두가 나오게 하는 연습을 꾸준히 하면 반드시 귀두 부분이 드러납니다.**

단, 굉장히 예민한 곳인 만큼 무리하면 안 돼요. 아이 스스로 할 수 있게 독려해야 합니다.

이를테면, 함께 목욕하면서 "열 셀 때까지 포피를 벗겨보자. 아자아자!" 하는 방법은 어떨까요.

부모님 advice ❷

성기의 명칭을 분명하게 알려주세요

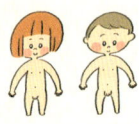

남녀의 몸에는 차이가 있으며 아이에게는 그 차이를 제대로 가르쳐줄 필요가 있습니다.

그래서 여자 성기를 "그곳"이라고 부르거나 "여자에게는 작은 고추가 있어"라고 말하는 건 기본적으로 잘못된 교육입니다. 성교육을 할 때는 아이에게 모호하게 말해서는 안 됩니다.

여자 성기의 정식 명칭은 '음순'입니다. **어릴 때부터 남자의 성기는 '음경', 여자의 성기는 '음순'으로 아이에게 정확히 알려주세요. 처음에는 그 말이 조금 낯설고 어색하게 느껴지겠지만 한 번 두 번 자꾸 사용하다 보면 어느새 친숙해집니다.**

세상에는 성에 관한 이야기 자체를 꺼리는 사람도 있으니, 아이에게 성기의 명칭을 알려줄 때는 집 밖에서는 성에 관한 이야기를 함부로 하지 않도록 주의를 주는 것도 잊지 마세요!

2장
여자아이 이야기

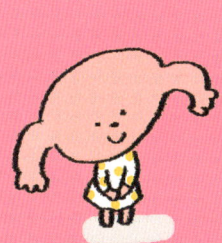
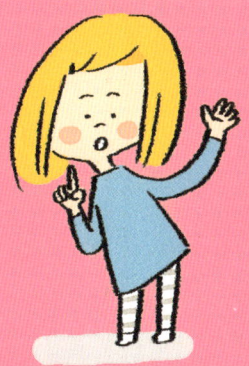

유리 만12세

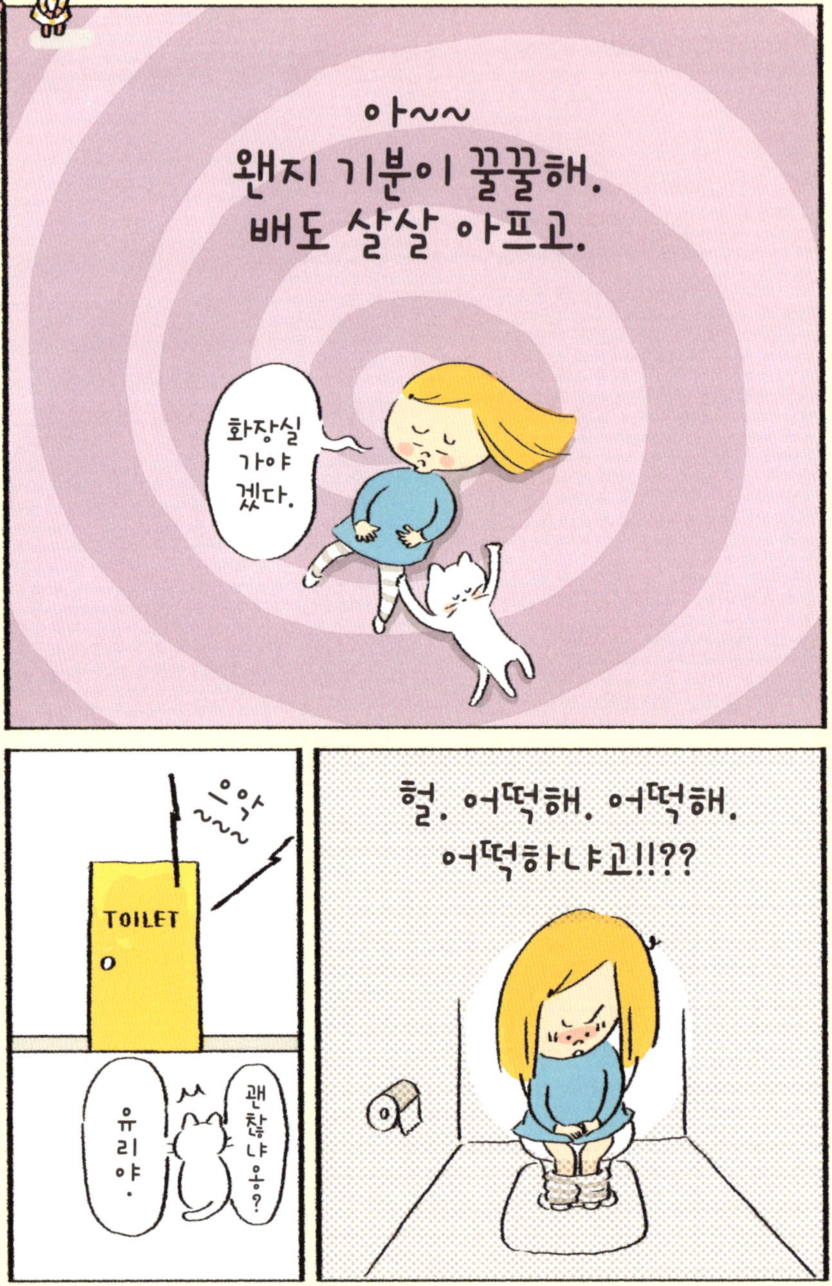

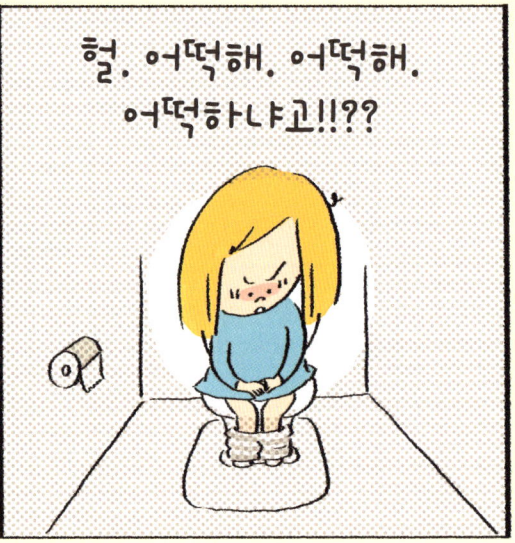
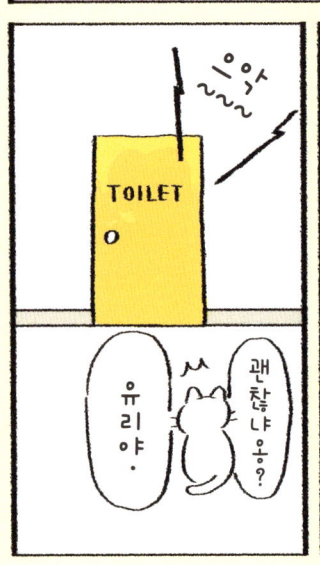

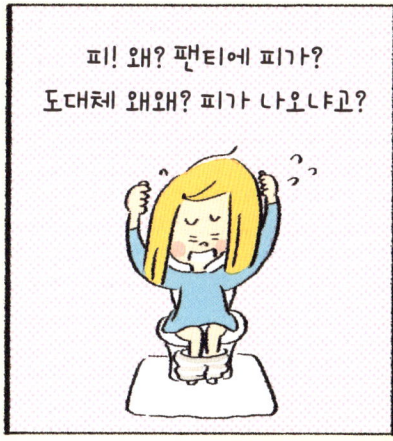
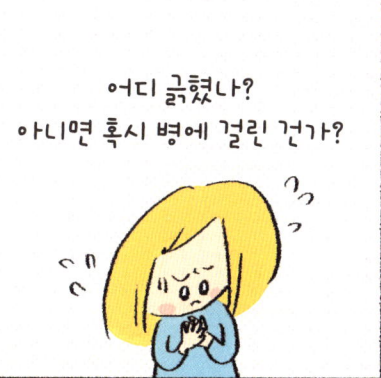
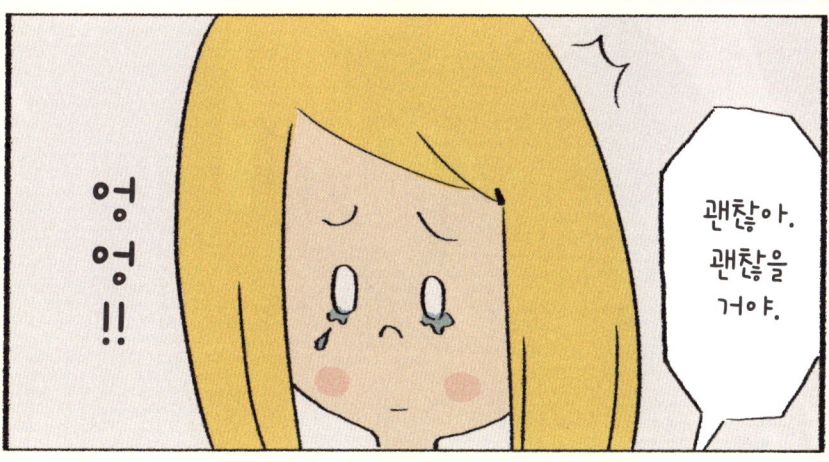
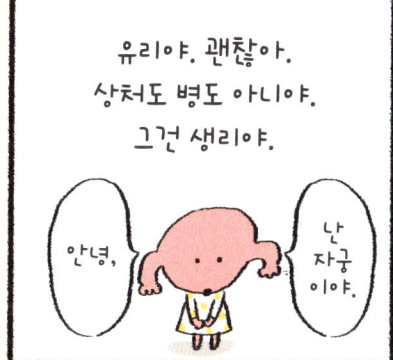
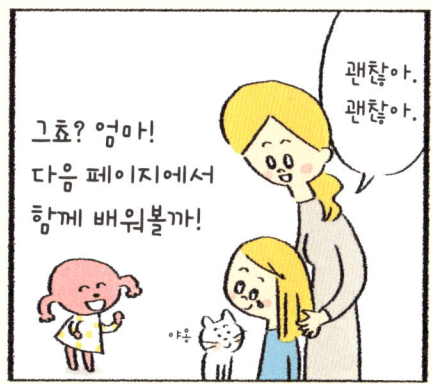

생리는 몇 살부터 시작할까?

만 10세에서 12세 사이에 시작하는 친구들이 많아요.

훗날 태어날 아기를 위해 여자 배 속에는 매달 폭신폭신한 침대가 생겨요.

생리의 구조

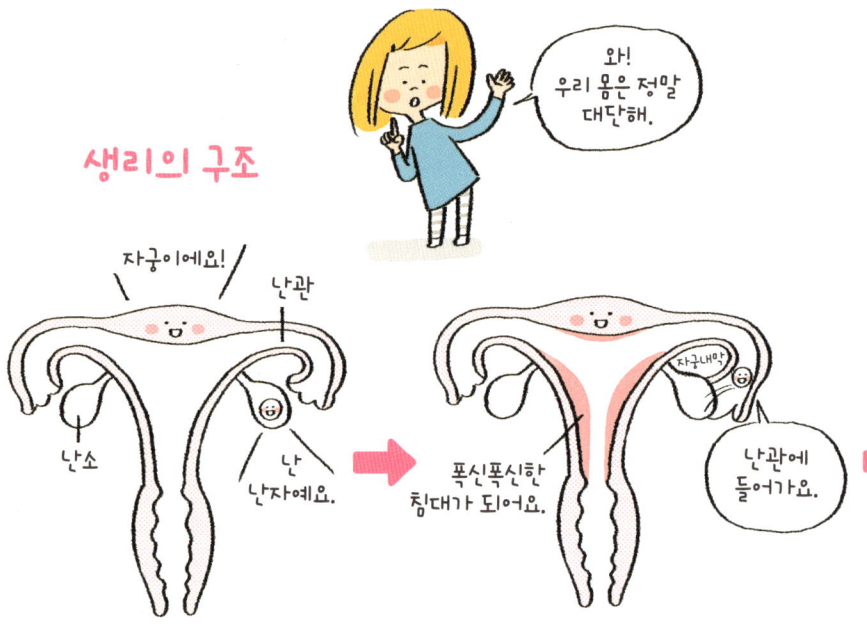

난소 속에서 난자가 성장해요.

자궁에서는 안쪽 막이 혈액을 머금어 점점 두꺼워져요.

그 침대는 혈액으로 만들어져 수정란이 오지 않으면 약 한 달에 한 번 새 걸로 바뀌어요. 그때마다 필요 없어진 혈액 침대가 질을 통해 몸 밖으로 나오는 것을 '생리'라고 해요.
생리가 시작되는 나이는 사람에 따라 다르지만 만 10~12세 무렵이 많아요. 생리가 시작되기 전에 끈적끈적하고 색깔이 있는 물질이 팬티에 묻기도 해요. 이것을 '대하'라고 하는데 곧 생리가 시작될 거라는 신호예요.

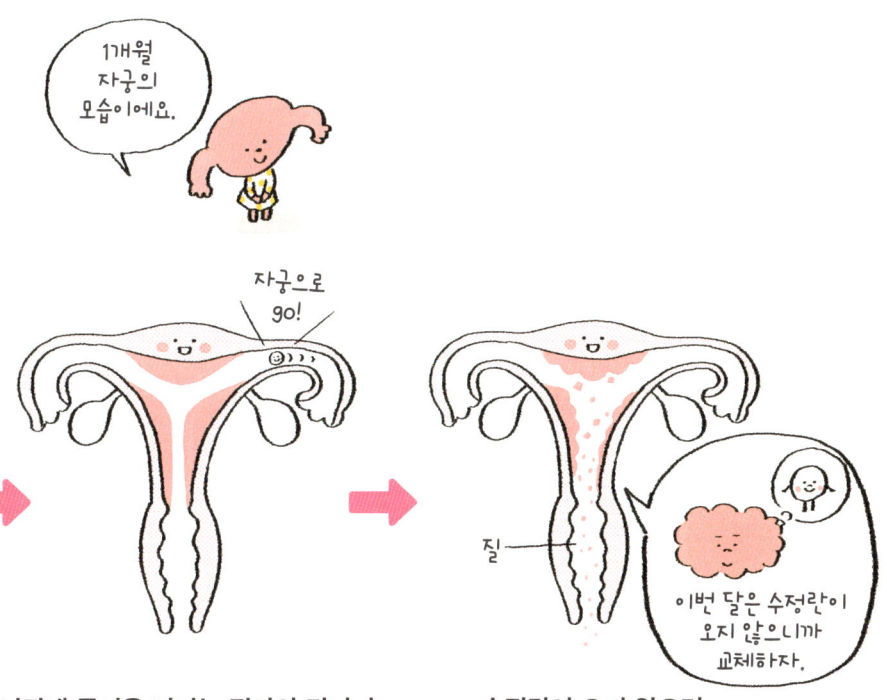

난관에 들어온 난자는 정자와 만나지 않으면 수정란이 될 수 없어요.

수정란이 오지 않으면 자궁 안쪽의 막이 벗겨져 밖으로 나와요.

왜 생리 중에는 예민해질까?

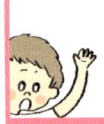 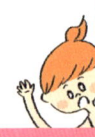

몸이 어른이 될 준비를 하는 거예요.

여자아이는 8세 무렵부터 몸속에서 조금씩 여성호르몬이 나오기 시작해요. 그러면 가슴이 커지고 여자다운 체형이 되면서 생리가 시작돼요.

갑자기 예민해지고 울컥해지는 것은 여성호르몬 탓이에요. 조금씩 여성의 몸이 되려고, 어른의 몸이 되려고 애쓰고 있는 거예요.

그러니 이유 없이 예민해져 엄마한테 심한 말을 하거나 울음을 터트려도 괜찮아요. 엄마는 상냥하게 받아줄 거예요.

생리 전과 생리 중 다양한 증상

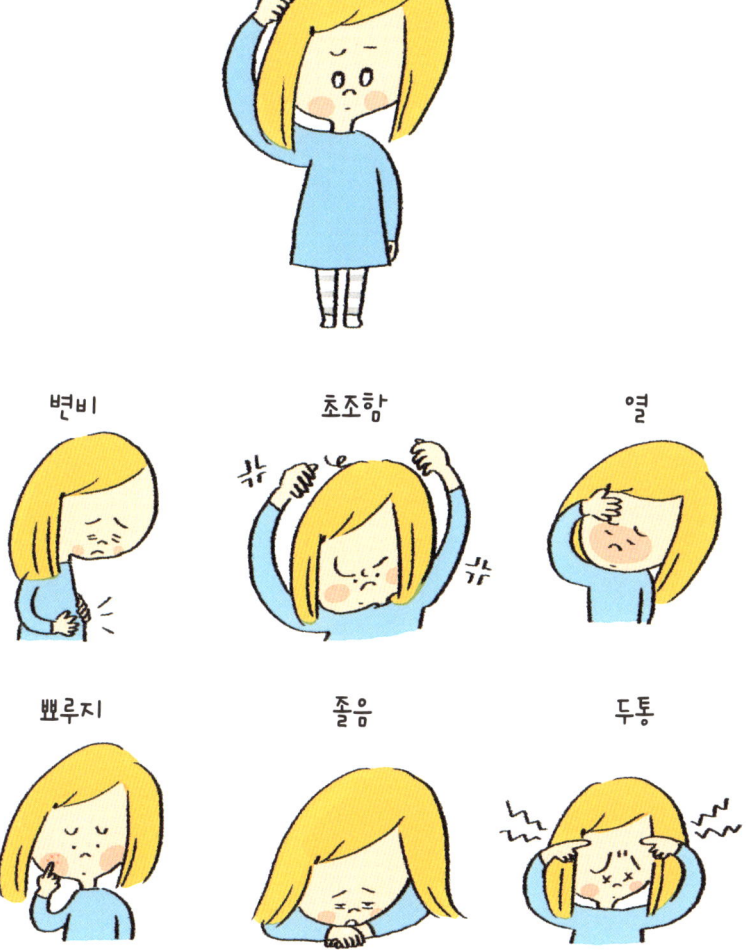

전부 어른이 되기 위한 준비니까 편안하게 받아들여요.

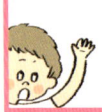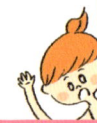

생리를 하면 아플까?

아픈 사람도 있고, 아프지 않은 사람도 있어요.

생리할 때 배가 아픈 사람도 있고 아프지 않은 사람도 있어요. '생리는 아픈 거야' '성가신 거야'라고 생각하면 배가 더 아파지기도 해요. 그러니 생리를 싫어하지 않도록 해요.

배가 아플 땐 약을 먹어도 괜찮아요. 배가 엄청 아프거나 평소보다 생리 양이 많거나, 생리가 오래 계속될 때, 혹은 생리가 2개월간 나오지 않을 때도 꼭 엄마와 상담하세요.

생리 기간을 쾌적하게 보내는 법

생리 중에는 무리하지 않는 게 최고.
좋은 방법을 소개할게요.

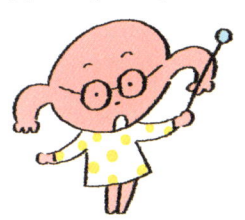

가볍게 몸을 움직여요.

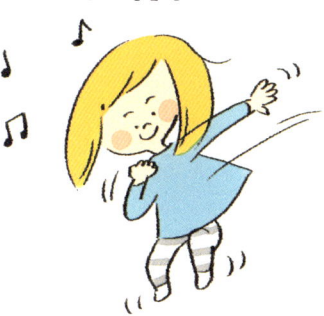

웃는 얼굴로 보내요.

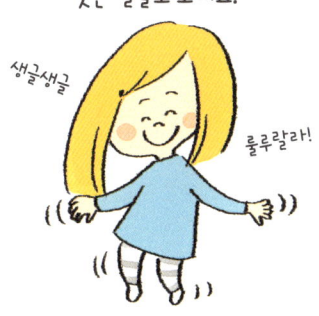

좋아하는 것을 하며 편안하게

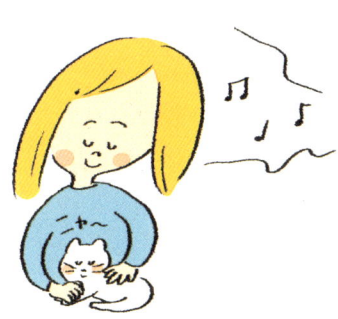

푹 자요. 꿀잠

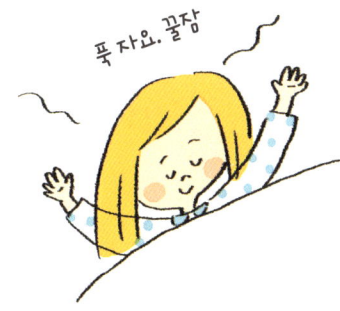

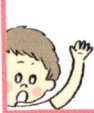 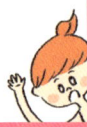

생리 양은 얼마나 될까?

우유 반 컵 정도의 피가 나와요.

생리 양은 사람에 따라 다르지만, 생리 기간인 약 7일 동안 50~100ml, 즉 우유 반 컵 정도의 피가 나온다고 해요.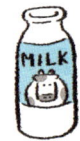

초경이 시작된 무렵에는 피의 양이 적고 다음 생리가 언제 나올지 몰라요.

생리 중에는 쉬는 시간마다 생리대를 갈아주면 좋아요. 그리고 피로 팬티가 더러워지면 직접 빨아야 해요.

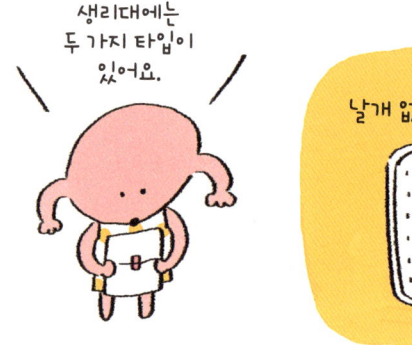

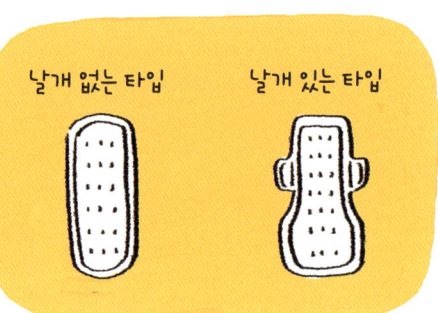

생리대 사용법

1
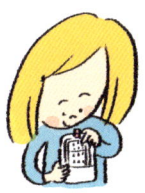 생리대 띠지를 벗긴다.

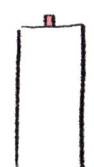 포장지는 나중에 사용하니까 버리지 않도록.

2
일자형　　날개형
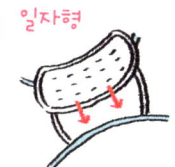

팬티 중앙에 붙이고
날개는 팬티 뒷면에 붙인다.

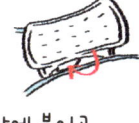

딱!!

생리대가 빗나가지 않게
팬티를 입는다.

3
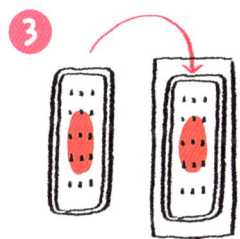
사용한 생리대는
포장지에 싸서

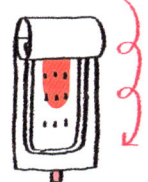
돌돌 만 후

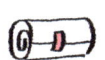
붙어 있는 테이프로
고정한다.

4
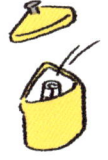
위생함에 넣는다.
변기에는 넣지 않도록.

생리를 언제 시작해도 문제없게
파우치를 만들어두면 편리.

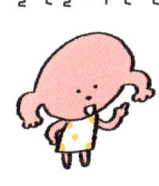

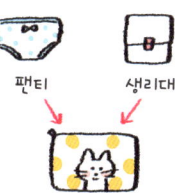
팬티　생리대

파우치

부모님 advice ❸

생리가 시작되었을 때의 마음가짐과 대처법

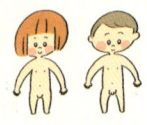

수학여행이나 체험학습같이 평소 수업과는 다른 학교 외부 행사에서 초경을 맞는 아이들도 꽤 있습니다.

학교 외부에서 아이의 생리가 시작되어 속옷이 더러워지면 아이는 당황하여 어쩔 줄 몰라 하겠죠. 초경에 제대로 대처하지 못하면 아이는 상처를 입어 축하받아야 할 멋진 이벤트가 엉망이 되고 맙니다.

초등학교 4~5학년이 되면 언제 초경을 맞아도 문제가 없도록 아이에게 생리에 대해 이야기하고 생리대 사용법을 알려줍니다.

엄마들은 초경 준비라고 하면 생리대를 챙겨주는 게 전부라고 생각하기 쉬운데, 아이가 정말 알고 싶어 하는 것은 생리대 사용법뿐만 아니라 생리가 시작되었을 때의 마음가짐이나 학교에서의 대처법입니다. 초경을 시작하기 전에 그런 이야기를 자세히 알려주면 아이도 마음을 놓습니다.

초경이 시작되고 한동안은 생리 주기가 불규칙하므로 갑작스럽게 생리로 속옷이 더럽혀지기도 합니다. **그럴 때를 대비해 파우치에 생리대와 속옷을 함께 넣어 학교 사물함에 보관해두면 좋겠지요.**

부모님 advice ④

"생리는 부끄러운 게 아니야." 엄마의 따뜻한 말이 중요해요

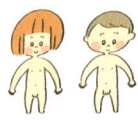

엄마가 항상 "생리 중이라 배가 아파" "생리는 정말 성가셔" 같은 말을 하면 아이도 생리를 싫어하게 되지 않을까요.

여성은 40년 가까이 생리를 하므로 그 긴 시간을 우울하게 보낼지 밝게 보낼지는 생리를 어떻게 받아들이느냐에 달렸습니다. 아이가 생리를 어떻게 받아들일지는 엄마와 가족의 말에 따라 달라지기도 합니다.

생리를 긍정적으로 받아들이게 하려면, 초경을 맞았을 때 온 가족이 축하 이벤트를 해주는 것도 좋은 방법입니다. 평소에 "생리는 부끄러운 게 아니야" "생리는 축하할 일이야!"라고 이야기하면 아이는 생리를 기쁘게 받아들입니다.

아이의 생리통이 심하면 학교를 쉬게 해도 좋습니다. 배가 아프면 힘들고 피로 속옷이 더러워지니까 초경을 맞았다면 선생님에게 알려 체육 수업을 쉬는 방법도 고려할 수 있습니다.

다만 생리 때마다 몸 상태가 나쁘고 생리가 너무 길어지는 등의 이상이 있으면 산부인과 진료를 받습니다.

일반 내과처럼 엄마와 딸의 주치의가 될 산부인과(여성의학과)를 정해둡니다. 산부인과는 출산만이 아닌 여성 특유의 증상을 상담하는 곳입니다. 엄마가 먼저 산부인과에 대한 인식을 바꾸어 친근하고 중요한 곳임을 아이에게 알려줍니다.

부모님 advice ❺

여자아이의 '갱 에이지' 시기 엄마의 인내가 필요해요

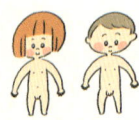

여성호르몬이 나오기 시작하는 만 8세에서 10세 무렵의 여자아이는 감정의 기복이 심합니다. 그런 만큼 엄마는 인내심을 갖고 지켜봐줘야 합니다.

아이 혼자서 열심히 몸도 마음도 어른이 되어가고 있거든요. 그래서 갑자기 울컥하기도 하고 화를 내는 등 순수하고 귀여웠던 아이가 다른 아이가 된 듯 느껴지기도 합니다.

그래서 이 연령대를 '갱 에이지'라고 부릅니다. 학교에서는 학력이나 체력의 차이가 뚜렷해지는 시기여서 친구와 자신을 비교하여 열등감을 안기 쉽고 문제도 일으키기 쉽습니다. 또한 여자아이는 이때 식구들은 잘 느끼지 못하는 여성 특유의 침울함과 우울함을 갖기 쉽습니다. 그런 예민하고 위태로운 시기에 여성호르몬으로 인한 초조함과 갑갑함까지 더해집니다. 많이 힘들겠죠.

학교에서 초조하게 보내는 만큼, 집에서 맘 놓고 엄마에게 화풀이를 해댈지도 모릅니다. 하지만 혼자 힘들어하고 끙끙대기보다 엄마와 부딪치는 게 차라리 낫습니다.

생리가 시작되면 조금씩 차분함을 되찾을 테니 그때까지는 너그럽게 아이의 변화를 지켜봐주세요.

3장
남자아이 이야기

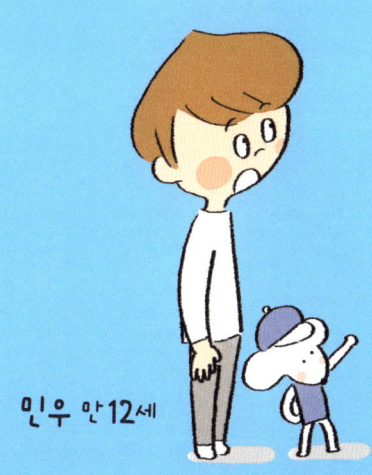

민우 만12세

아침에 일어났더니 팬티가 젖어 있어!?

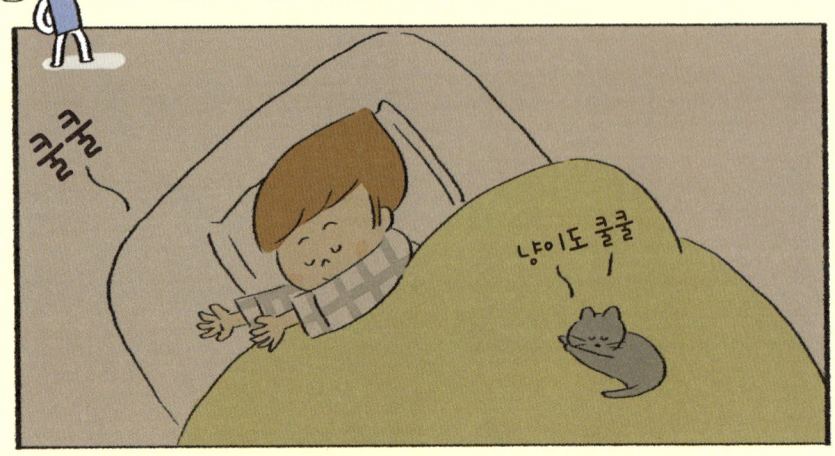

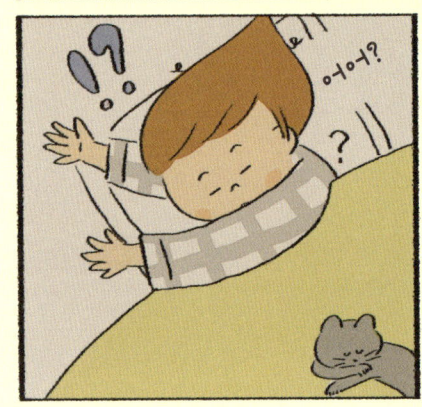

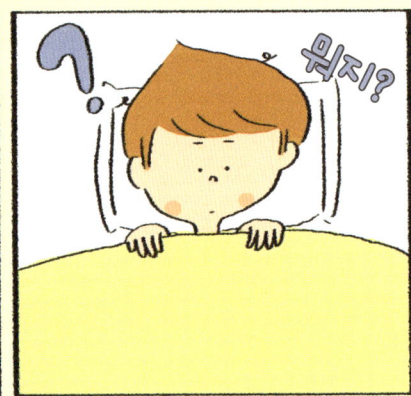

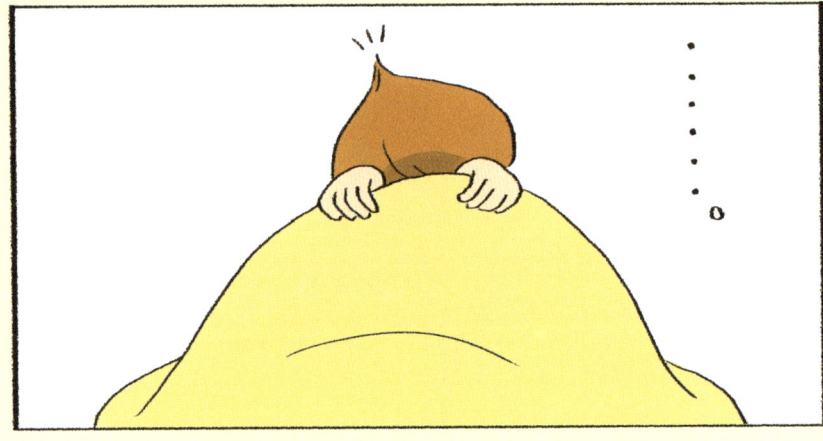

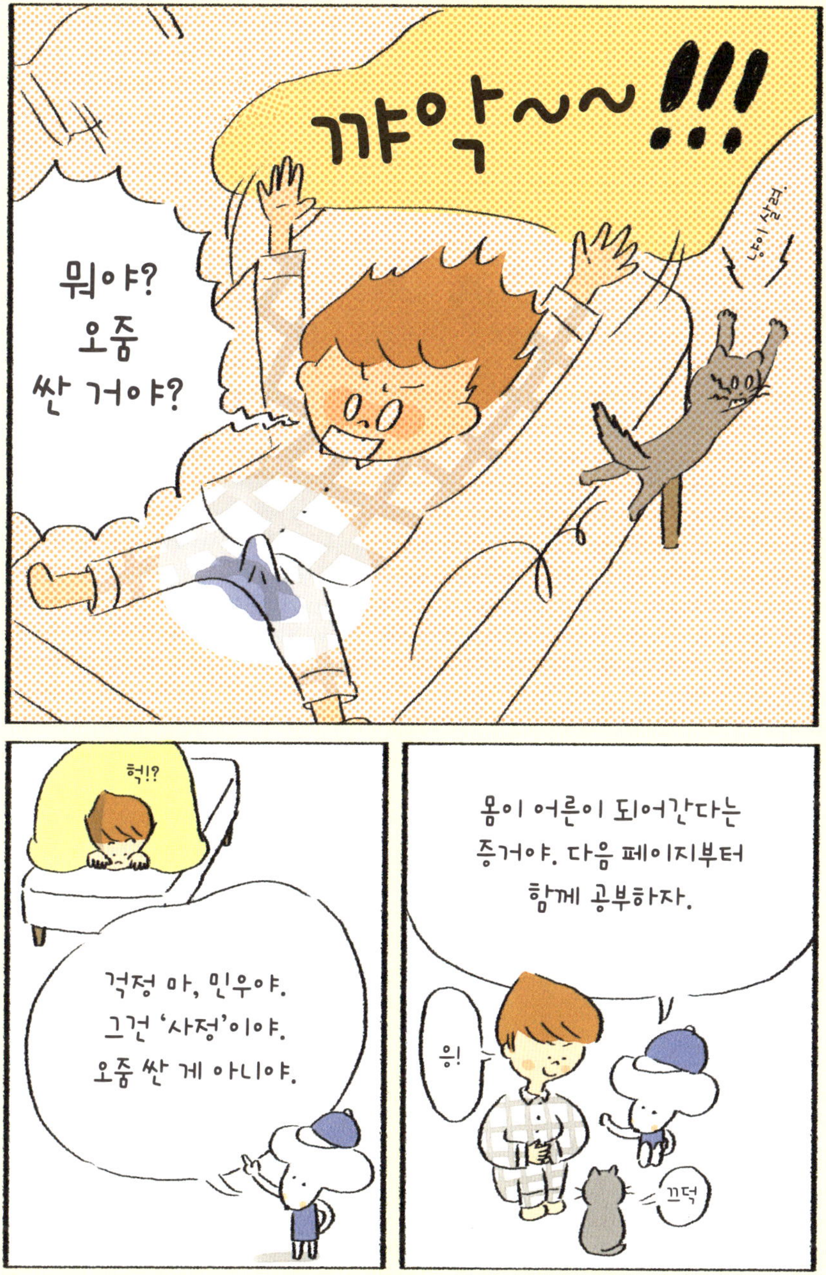

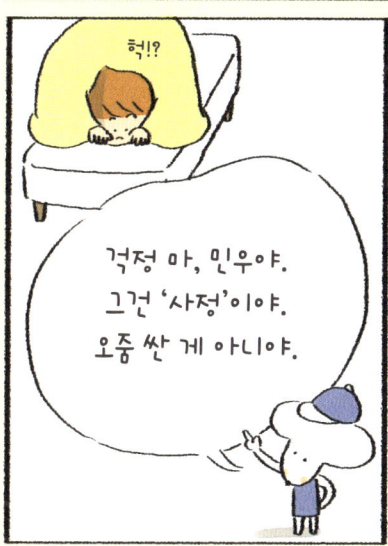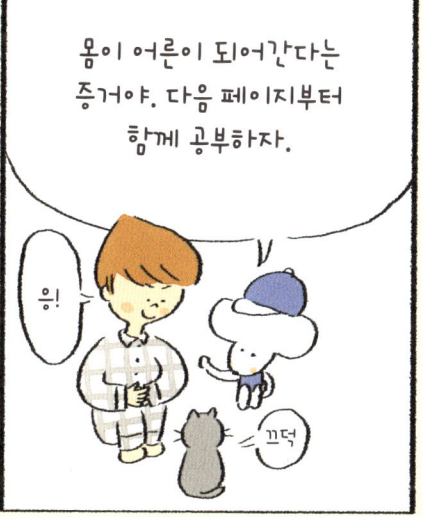

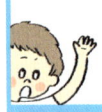 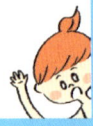

사정이 뭘까?

정자가 섞인 정액이 나오는 거예요.

남자아이도 사춘기가 가까워지면 몸에 다양한 변화가 일어나요. 고추 아래에 있는 고환에서 만들어진 정자가 정액과 함께 오줌 구멍을 통해 몸 밖으로 나오는 것을 사정이라고 해요. 하얗고 조금 끈적거리지만 병은 아니니 걱정하지 말아요.
첫 사정은 보통 12~14세 정도에 경험해요.
정액이 나왔다는 건 아기를 만들 수 있는 몸이 되었다는 증거예요. 어른에 한 발짝 더 다가간 거니까 굉장히 기쁜 일이에요.

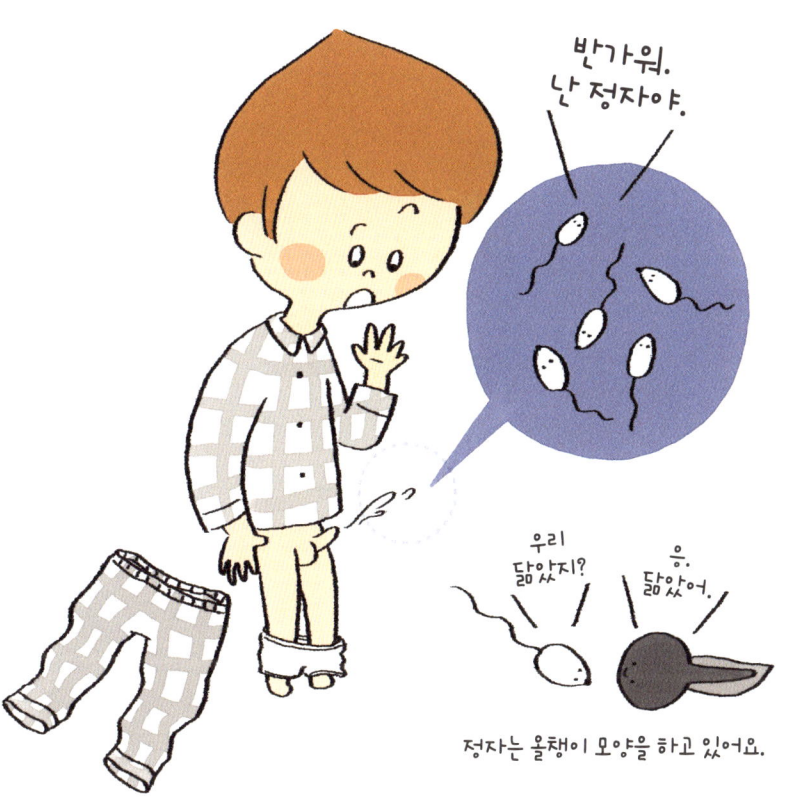

정자는 올챙이 모양을 하고 있어요.

정자는 약 0.05mm로 아주 작아요.
첫 사정은 어른에 가까워졌다는 증거!

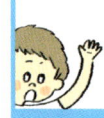 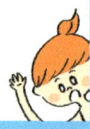

몽정이 뭘까?

자는 동안 사정을 하는 거예요.

밤에 자는 동안 사정하는 것을 몽정이라고 해요. 사정을 하는 원인은 다양한데, 오줌이 차 있거나 꿈을 꾸다가 몽정을 하기도 해요.

몽정은 남자아이라면 누구에게나 있는 일이니까 걱정하지 말아요.

하지만 정액이 묻은 팬티는 직접 헹궈서 세탁 바구니에 넣어야겠죠? 엄마를 배려하는 행복한 가족을 만들어가요.

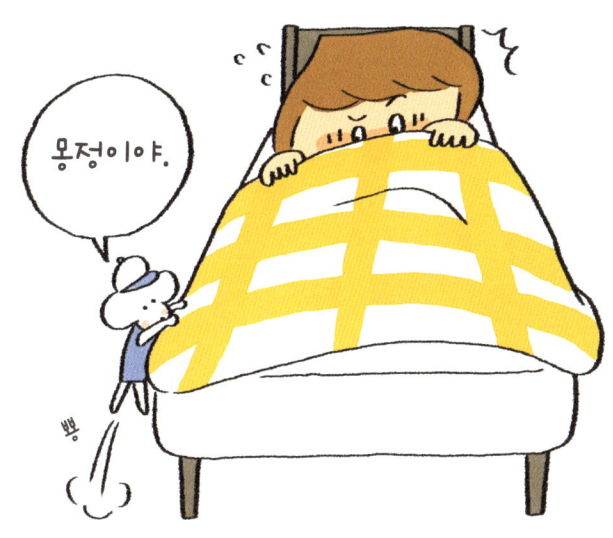

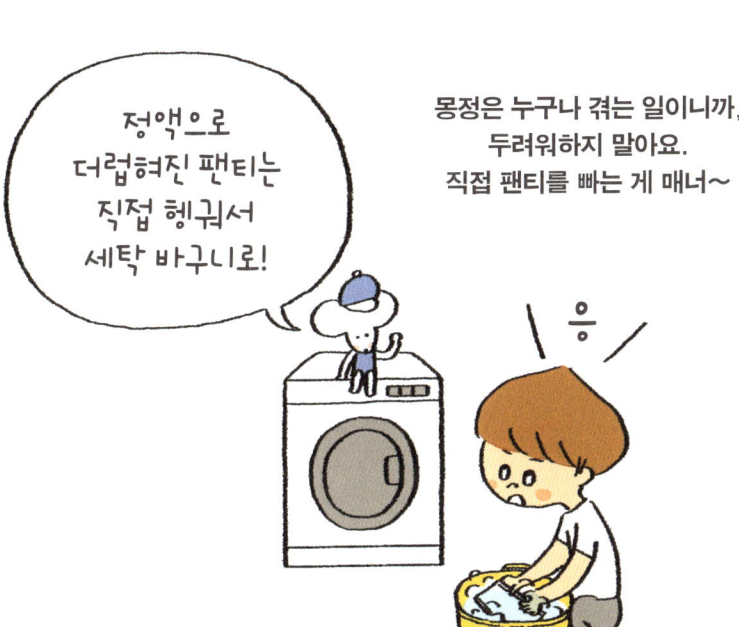

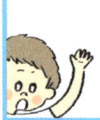 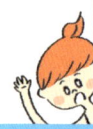

오줌과 정액은 섞이지 않을까?

몸의 구조상 섞이지 않아요.

오줌도 정액도 고추의 같은 곳을 통해서 나와요. 하지만 사정할 때는 오줌이 나오지 않도록 사람의 몸은 굉장히 잘 만들어져 있어요.

오줌과 정액은 절대 섞일 일이 없으니 마음 푹 놓으세요.

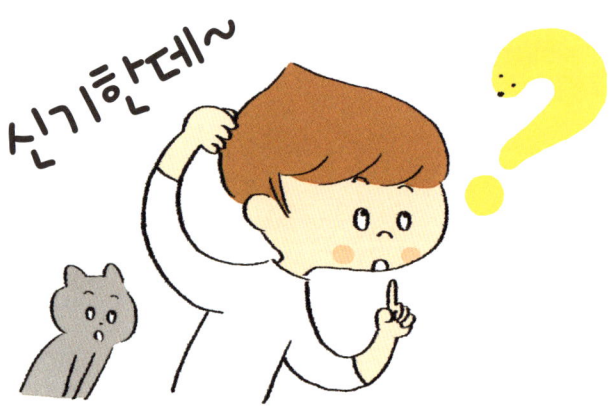

오줌과 정액의 차이

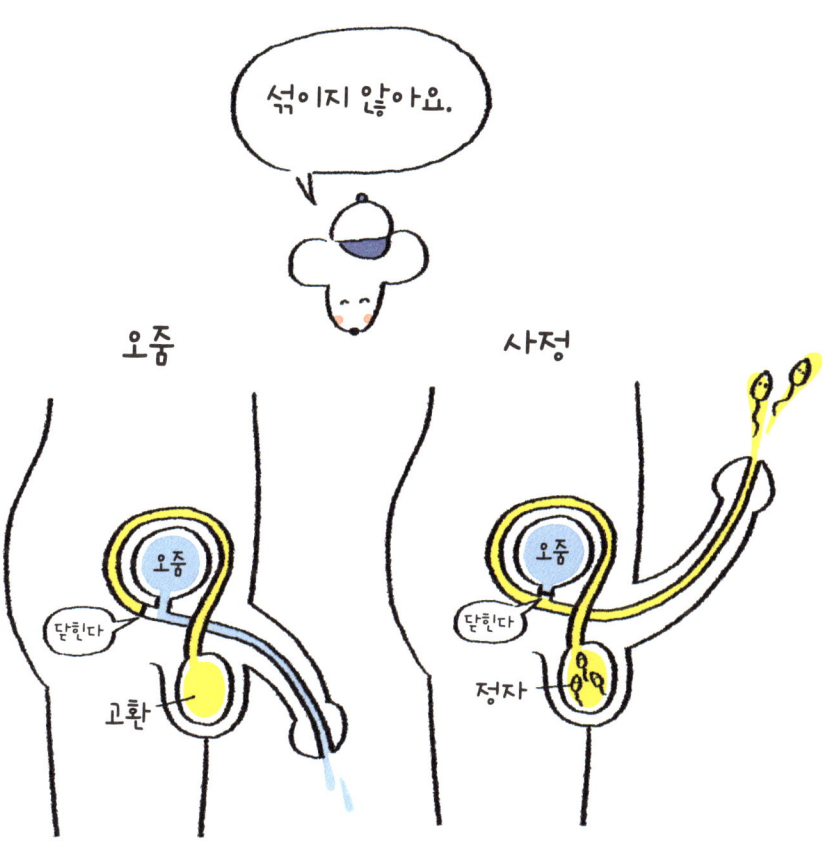

사정할 때는 오줌을 담아두는 곳의 출구가 닫혀요.

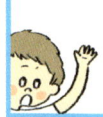 ## 정자 수는 얼마나 될까?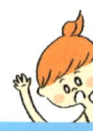

우리나라 총 인구보다도 많아요.

한 번의 사정으로 나오는 정자의 수는 1억 개에서 4억 개 정도인데 여자의 난자와 만날 수 있는 정자는 그중 오직 하나뿐.
정자는 매우 험난한 여정을 거쳐 난자로 향합니다. 그리고 단 하나의 정자만이 난자와 만나죠.
그러니까 끝까지 생존하며 엄청난 확률로 태어난 여러분은 모두가 최고예요. 태어난 그 순간 이미 최고의 영웅인 거죠. 엄지 척.

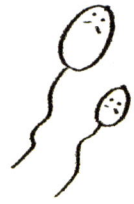

* 편집자 주 : 최근의 성인지 교육은 정자의 입장과 난자의 입장, 두 가지로 임신을 설명해요. 정자의 입장에서는 수많은 정자들이 경쟁하기보다 한 정자를 선택해 수정에 성공하도록 돕고, 난자의 입장에서는 난자가 선호하는 정자 하나를 선택한 후 문을 닫는다는 거예요. 성별 고정화가 정자, 난자에서 시작된다는 문제의식을 갖고 이렇게 수정 과정을 정자와 난자의 입장을 모두 반영해 새롭게 해석할 수 있답니다.

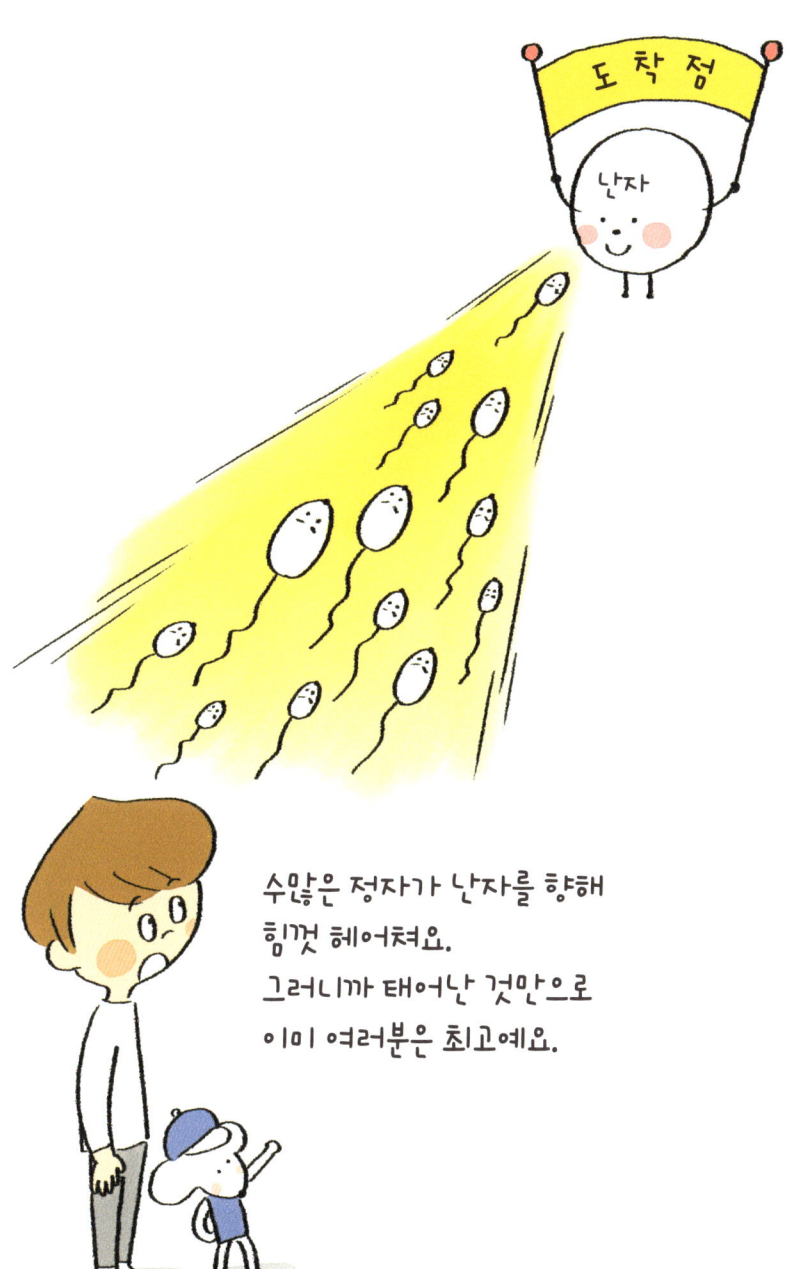

수많은 정자가 난자를 향해
힘껏 헤어쳐요.
그러니까 태어난 것만으로
이미 여러분은 최고예요.

고추를 만지면 왜 기분이 좋아질까?

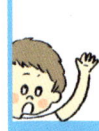 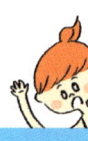

고추를 만지면 기분이 좋아지는 건 특별한 일이 아니에요.

고추를 만지면 누구나 기분이 좋아져요. 그건 흔한 일이에요. 만지는 것도 절대 나쁜 일이 아니고요.

하지만 누군가 보는 앞에서 고추를 만지는 건 부끄러운 일이에요. 매너가 아니에요.

만약에 말이죠. 나쁜 어른이 그 모습을 본다면 '못된 짓을 해도 괜찮은 아이'라고 생각할 수 있어요. 자기만의 소중한 곳은 절대 남이 보지 못하도록 화장실이나 이불 속에서 만지도록 해요.

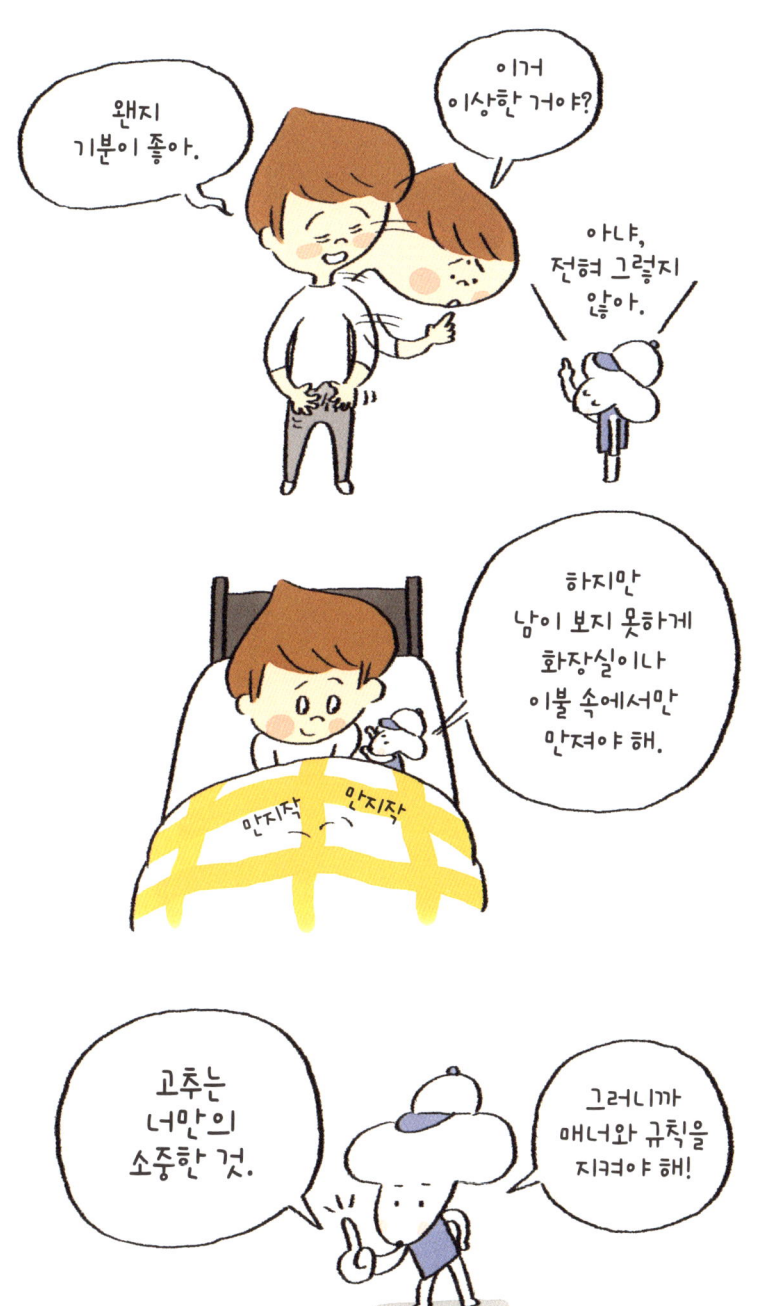

퀴즈 1
우리의 몸, 다른 부분 찾기

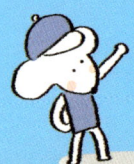

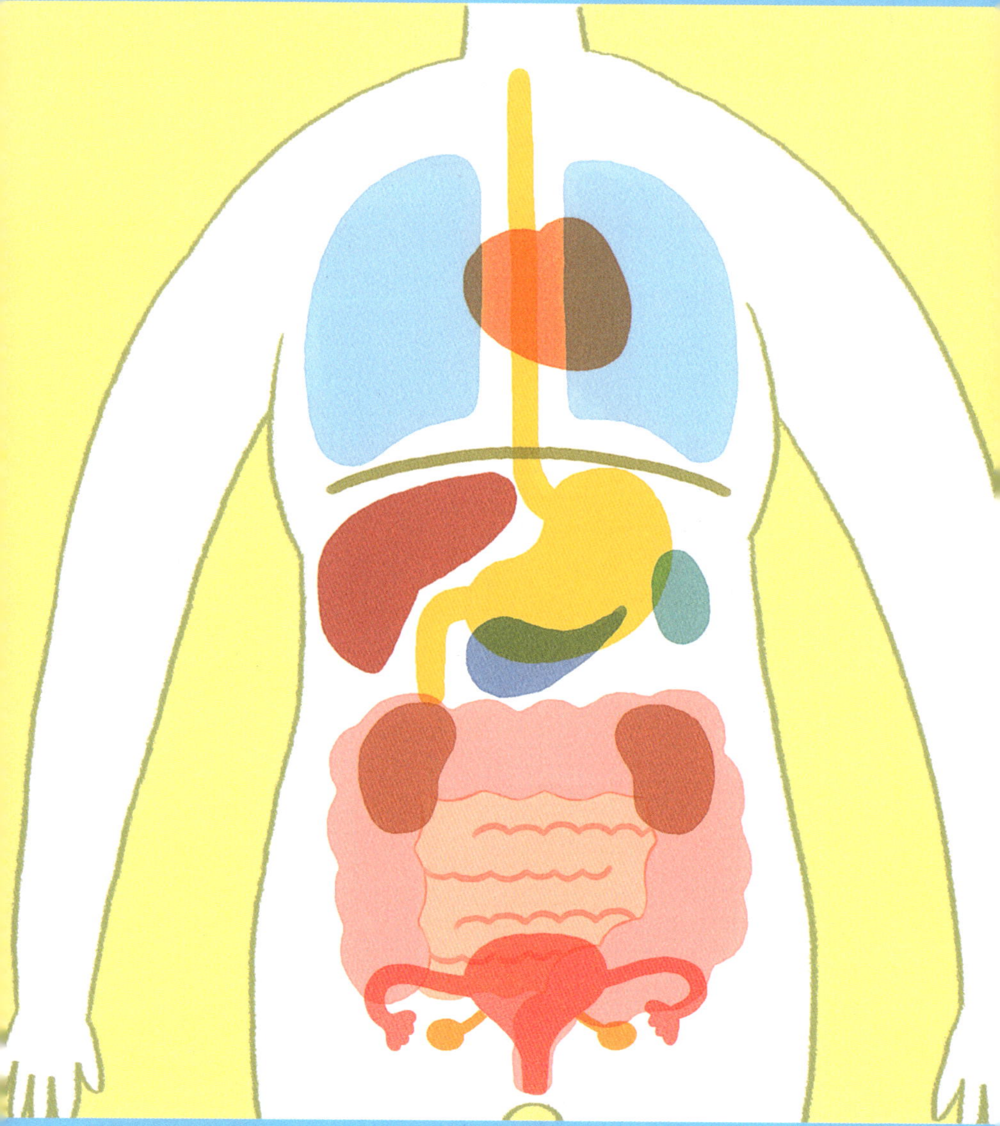

오른쪽 그림과 왼쪽 그림에는 다른 부분이 세 곳이 있어요.
어디일까요? 함께 찾아봅시다!

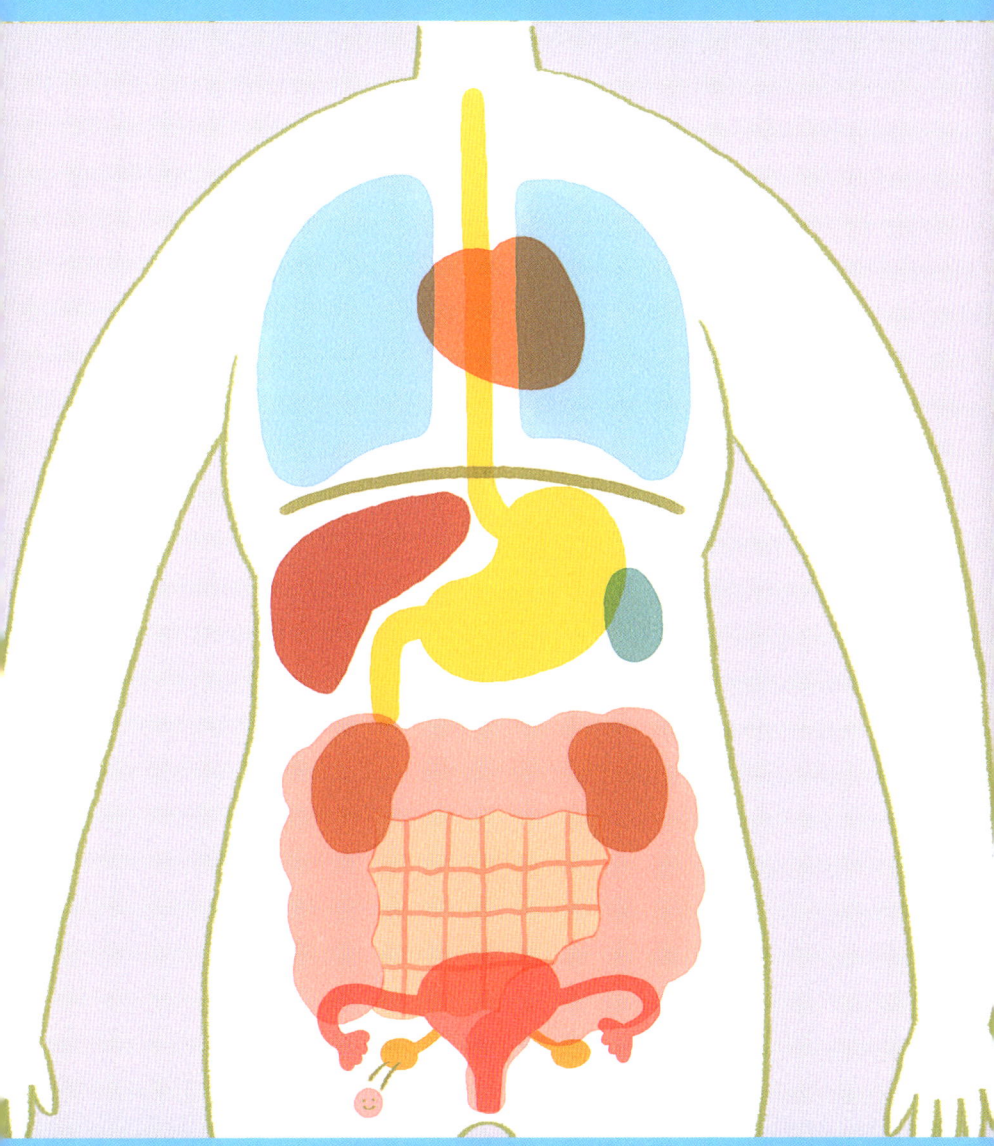

>>> 답은 111페이지

부모님 advice

혼자만의 시간을 즐길 공간을 만들어주세요

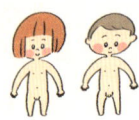

먼저 성기는 정말 소중한 곳임을 아이에게 확실히 이야기합니다. 그런 다음 "생명 탄생과 연관된 자신의 소중한 곳은 남에게 보이지 않을 것" "남 앞에서 만지는 건 규칙 위반" 그리고 "성기를 만지는 건 나쁜 게 아니지만 때와 장소를 가려야 함"을 알려주세요.

성기를 만지는 횟수에 제한은 없고 매일 만져도 괜찮지만, 친구와 놀거나 공부하는 것도 중요하다는 것을 함께 전해줍니다. 또한 성기를 만질 때는 손을 깨끗이 씻어야 하며, 성기에 상처가 나는 행위를 하지 않도록 주의를 주는 것도 필요합니다.

아이가 초등학교 4~5학년생이 되면 자기 방을 만들어줍니다. 아이가 혼자만의 시간을 즐길 공간을 만들어주는 것도 부모의 역할입니다. 또한 **아이 방에 들어갈 때는 반드시 노크를 합니다.** 갑자기 문을 열어 아이의 자위행위를 보게 된다면 잘못은 전적으로 엄마에게 있습니다. 행위를 들킨 아이도 정신적 충격이 크게 마련이죠. 아이가 상처받지 않게 꼭 노크하는 것을 잊지 마세요.

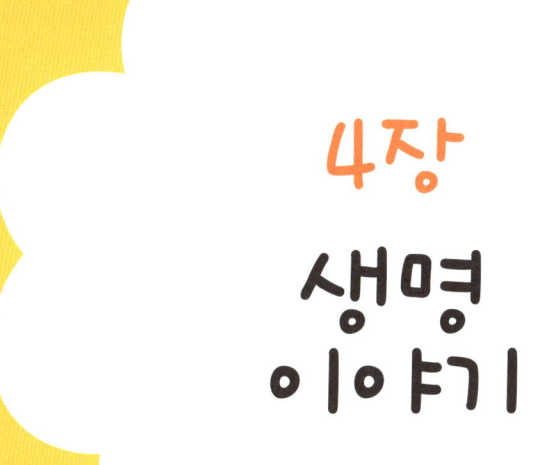

4장
생명 이야기

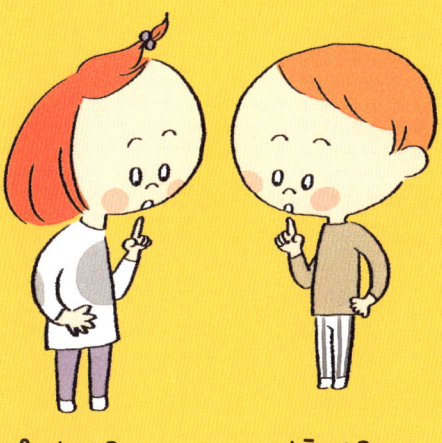

윤아 만3세   지후 만3세

아기는 어디에서 오는 거야?

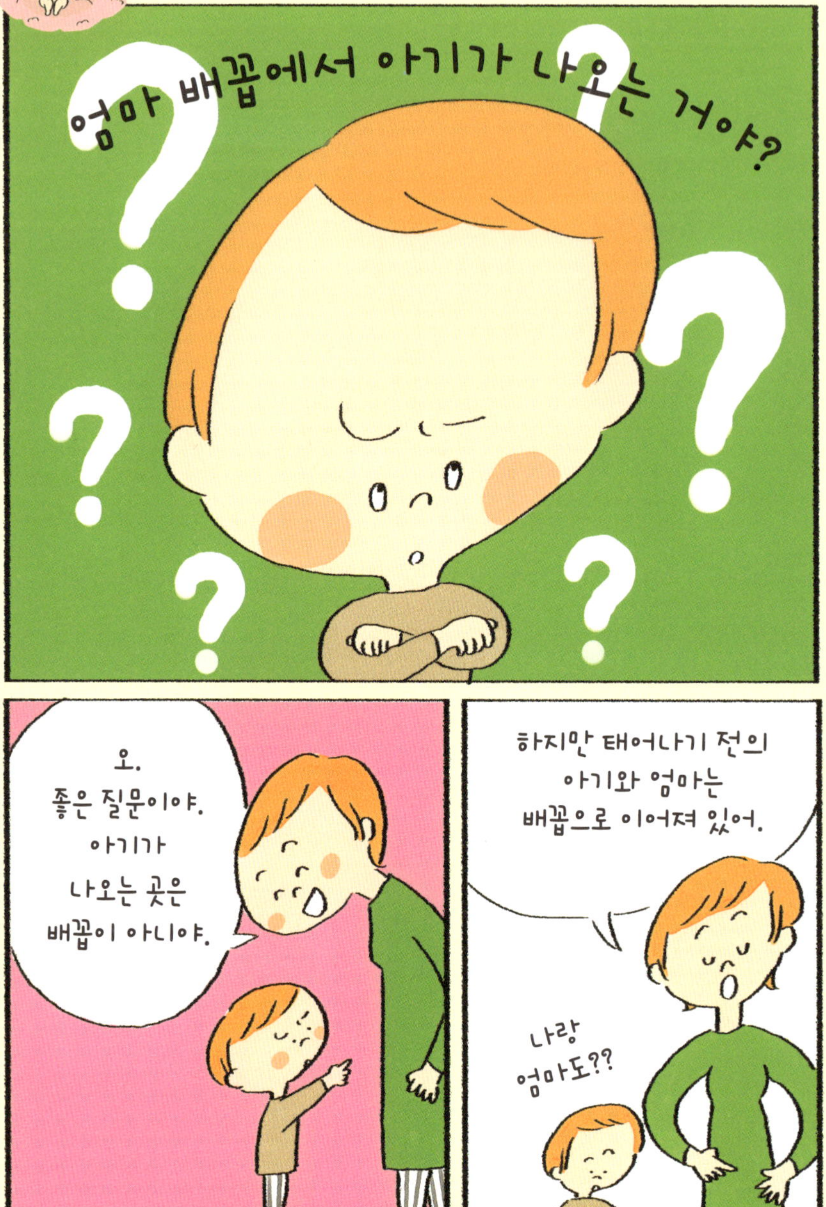

엄마 배꼽에서 아기가 나오는 거야?

오, 좋은 질문이야. 아기가 나오는 곳은 배꼽이 아니야.

하지만 태어나기 전의 아기와 엄마는 배꼽으로 이어져 있어.

나랑 엄마도??

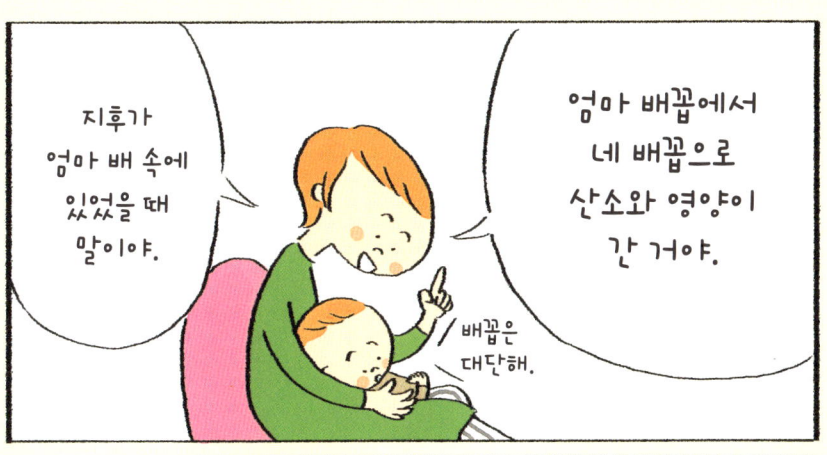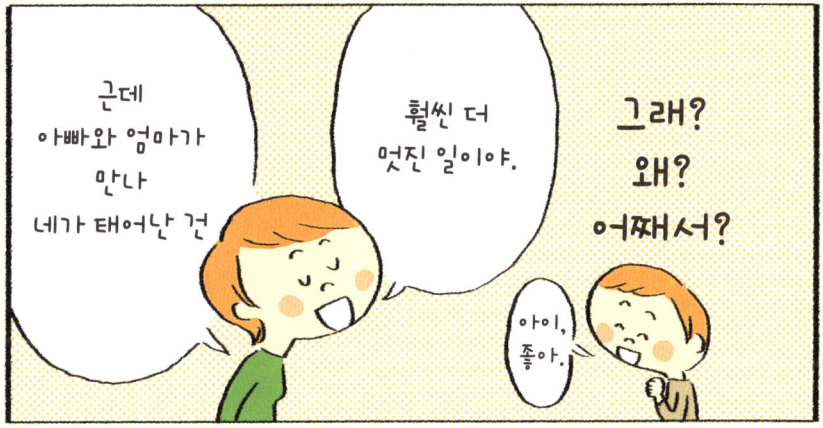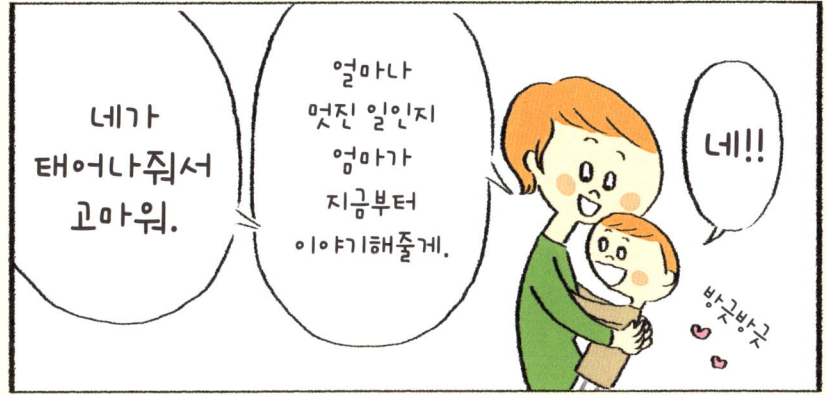

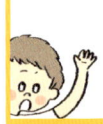 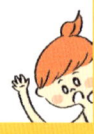

왜 남자는 임신하지 않을까?

배 속에 아기 침대가 없으니까요.

여자 배 속에는 태어나기 전의 아기를 위해 폭신폭신한 침대가 마련되어 있어요. 이것을 자궁이라고 해요.

하지만 남자 배 속에는 자궁이 없어서 남자는 임신을 할 수가 없어요.

여자는 훗날 아기를 낳을 수 있기 때문에 매달 아기 침대를 바꿔줘요. 이게 바로 '생리'예요.

여자는 생리 때 배가 아프거나 몸이 나른해지기도 하니까 상냥하게 대해주세요.

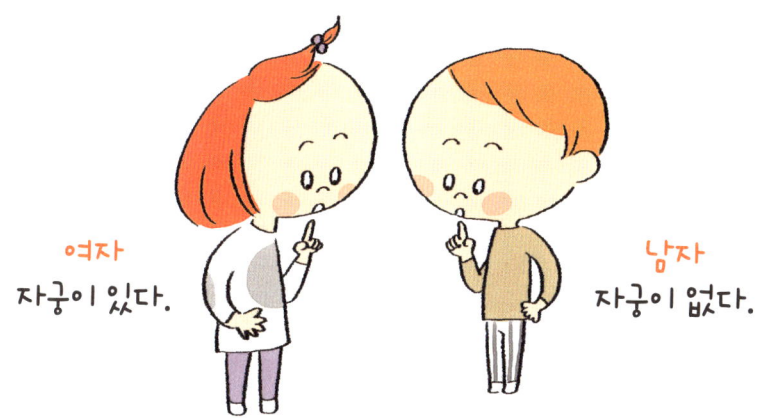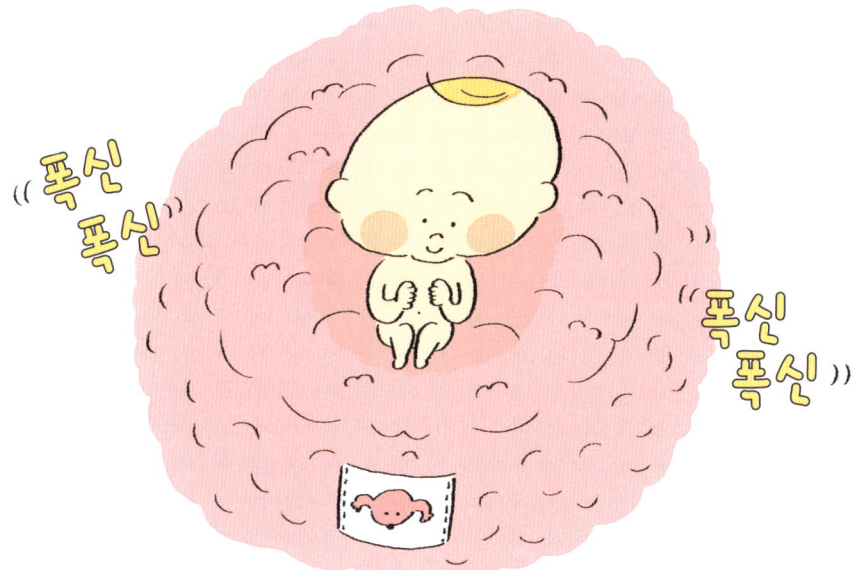

아기는 어떻게 생길까?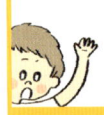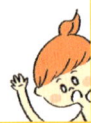

정자와 난자가 만나서 생겨요.

남자의 정자와 여자의 난자가 만나면 수정란이라는 생명의 근원이 생겨요. 그럼 정자와 난자는 어떻게 만날까요?

여자에게는 오줌이 나오는 곳 뒤에 남자에게는 없는 질이라는 곳이 있어요. 그곳에 남자의 커진 음경을 넣고 사정을 하면 많은 정자가 뿜어져 나와 여자의 자궁에 있는 난자로 향해요. 그 중에 단 하나의 정자만이 난자와 만나 수정란이 될 수 있어요. 수정란의 크기는 고작 0.1mm! 바늘구멍보다 작아요. 이 작고 작은 수정란이 생명의 시작이랍니다. 아기는 자궁 안에서 자라요.

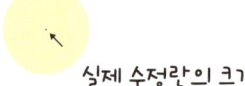
실제 수정란의 크기

• 편집자 주 : 오른쪽 상단의 임신 과정을 보여주는 그림은 아이의 연령, 질문, 성 지식 정도 등에 따라 부모님의 지도 하에 설명해주시기 바랍니다.

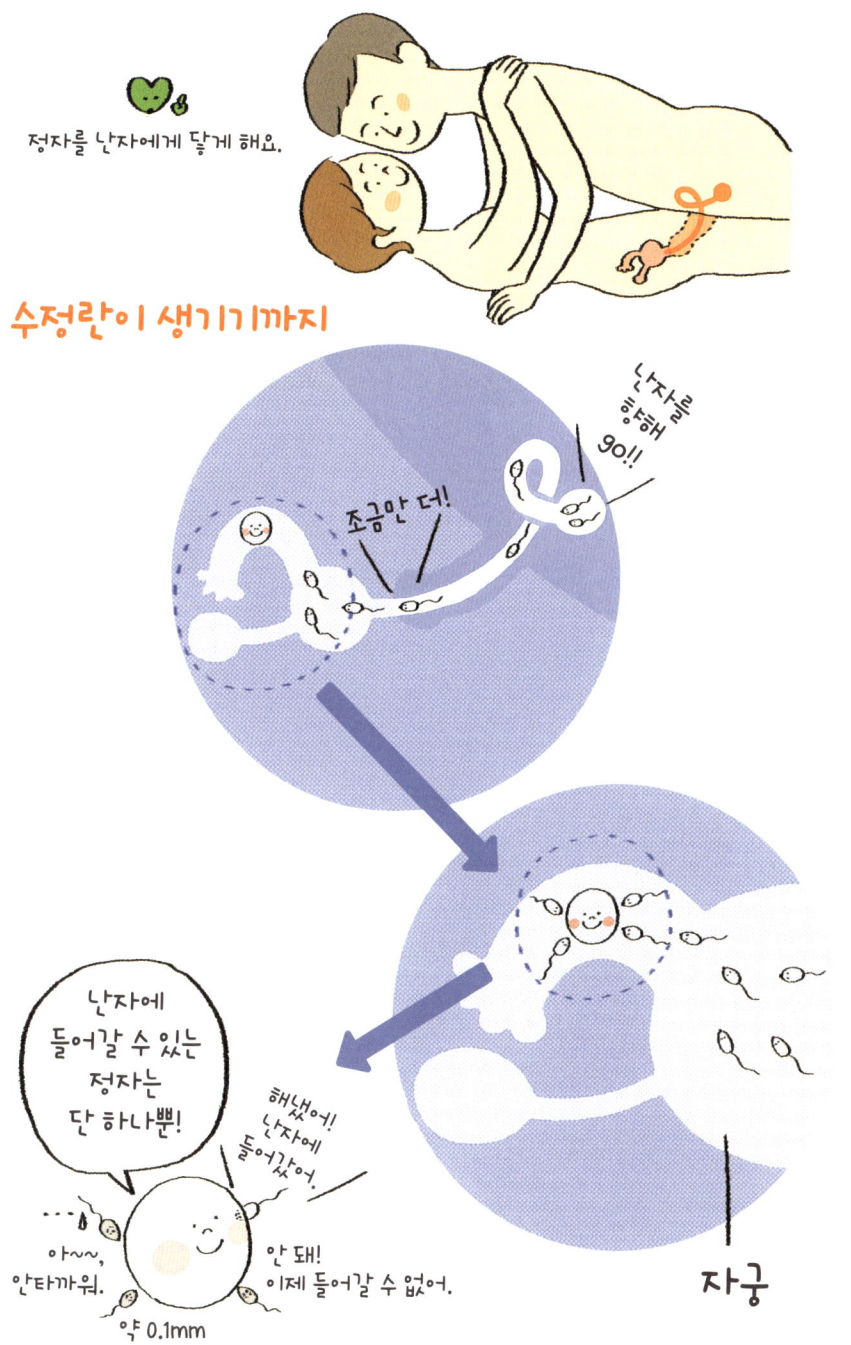

쌍둥이는 어떻게 태어날까?

쌍둥이는 일란성과 이란성이 있어요.

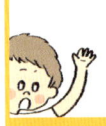
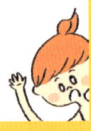

쌍둥이는 일란성과 이란성이 있어요. 일란성이란 엄마 자궁 속에 생긴 하나의 수정란이 우연히 두 개로 갈라져 두 명의 아기가 자라는 거예요. 두 아기 모두 같은 성별에 얼굴이나 몸집, 목소리 등이 똑같아요.

이란성이란 자궁 속에서 두 개의 난자와 두 개의 정자가 만나 두 개의 수정란이 생겨 각각의 아기가 자라는 거예요. 두 아기는 같은 성별일 때도, 다른 성별일 때도 있어요. 얼굴이나 몸집 등도 별로 닮지 않아요.

쌍둥이는 자궁 속에서 함께 자라지만 먼저 태어난 아기가 형 또는 언니가 돼요.

쌍둥이의 구조

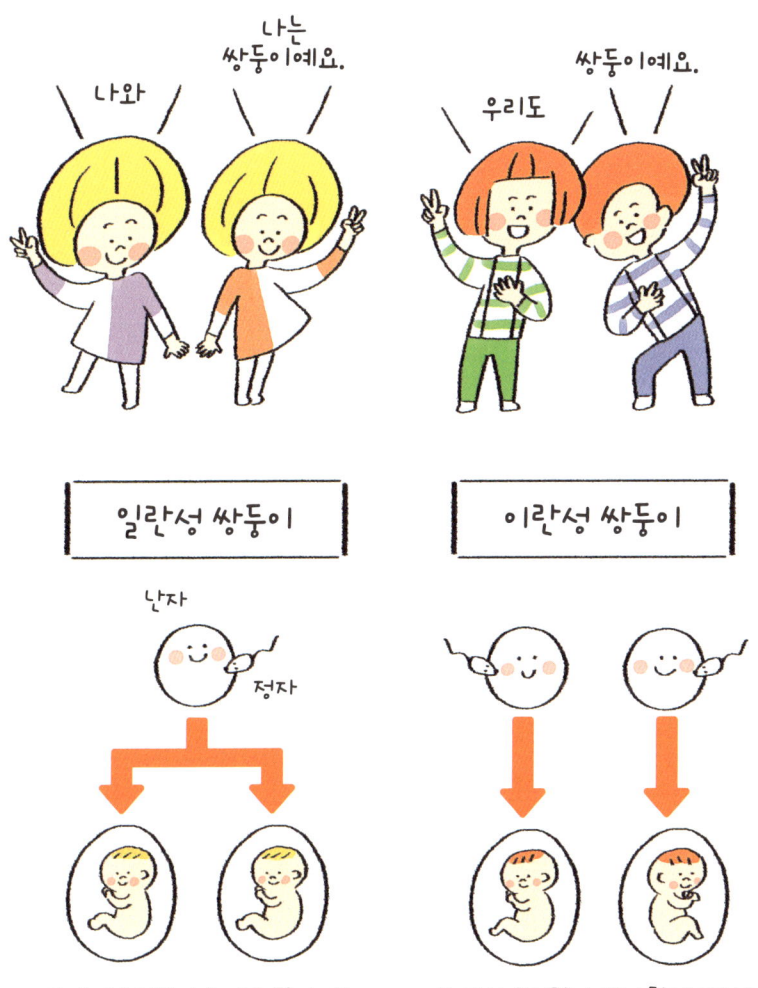

배 속 아기는 무얼 하고 있을까?

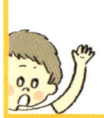 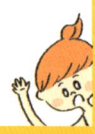

바깥세상에서 살아가기 위한 연습을 해요.

배 속의 아기는 양수라는 물에 싸여 마치 바닷속에 있는 것 같아요. 양수에 둥둥 떠서 손발을 꼼지락거리거나, 빙빙 돌거나, 오줌을 싸거나, 그것을 마시거나 하면서 바깥세상에서 살아가기 위한 연습을 해요.

배 속의 아기 모습

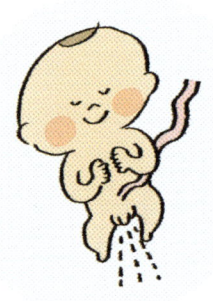

오줌을 싸거나

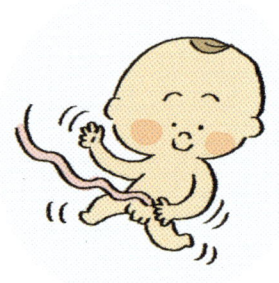

손발을 꼼지락거려요.

아기는 엄마 배꼽을 통해 엄마로부터 영양을 받아요.

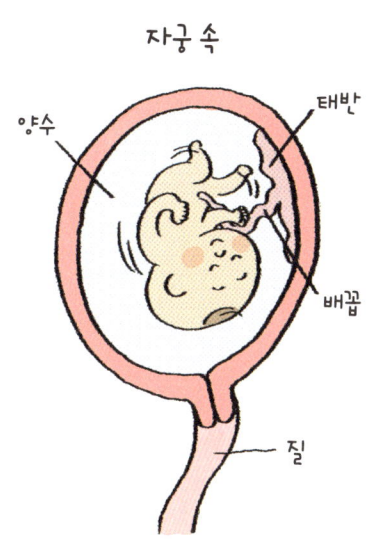
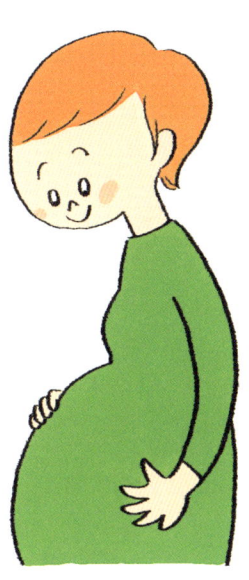

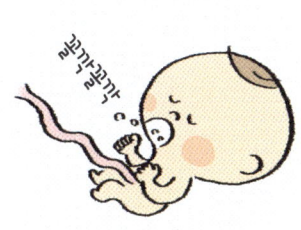
양수를 마시거나

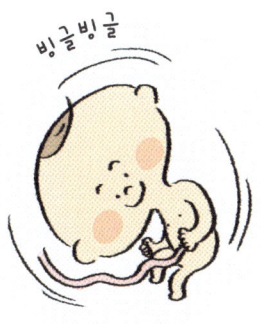
한 바퀴 뱅그르르 돌아요.

왜 아기는 10개월이나 배 속에 있을까?

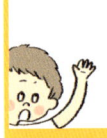 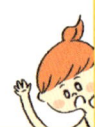

바깥세상에서 살아갈 준비에 10개월이 걸려요.

사물을 보고, 소리를 듣고, 숨을 쉬는 등 아기가 바깥세상에서 살아갈 준비를 하는 데 약 10개월이 걸려요.

엄마가 막 임신한 무렵의 아기는 작은 막대 모양이지만, 2개월 즈음에는 심장이 뛰고, 4개월 즈음에는 사람으로서 중요한 기관이 생겨요.

하지만 바깥세상에서 살아가려면 아직 더 많은 시간이 필요해요. 그래서 대략 10개월간 엄마 자궁 속에 머물러야 해요.

그러다가 아기 스스로 '그래, 오늘은 세상에 날 선보이는 날이야!'라고 정하면 엄마에게 진통으로 신호를 보내요.

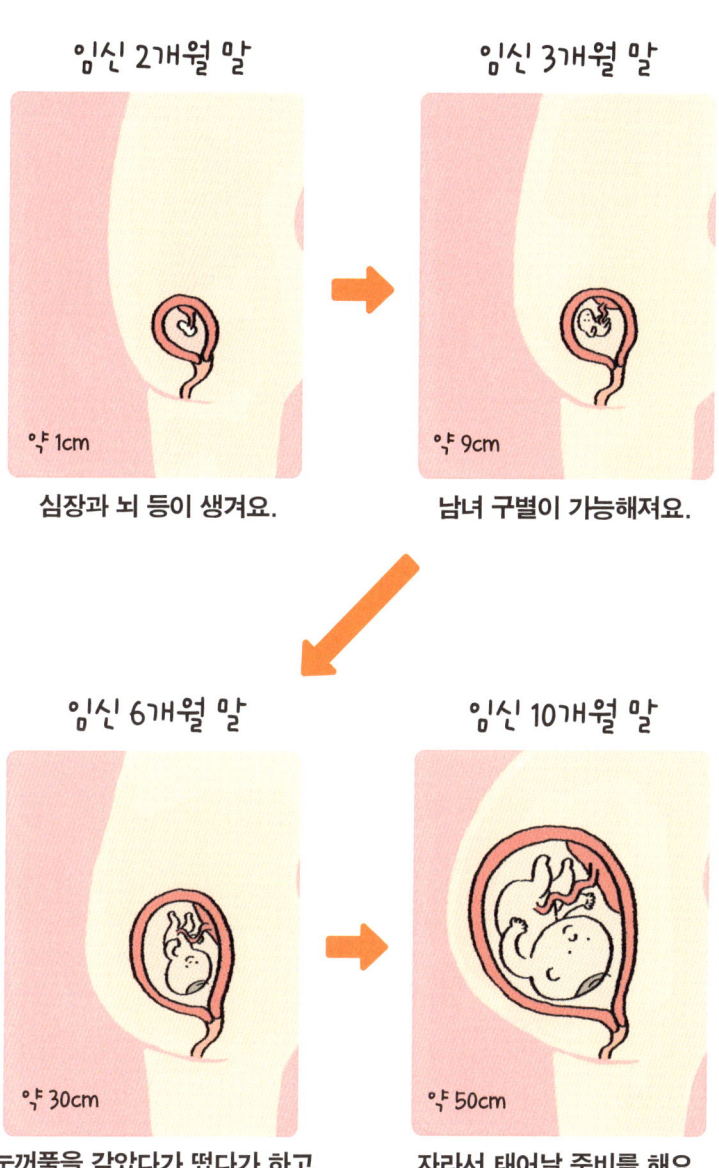

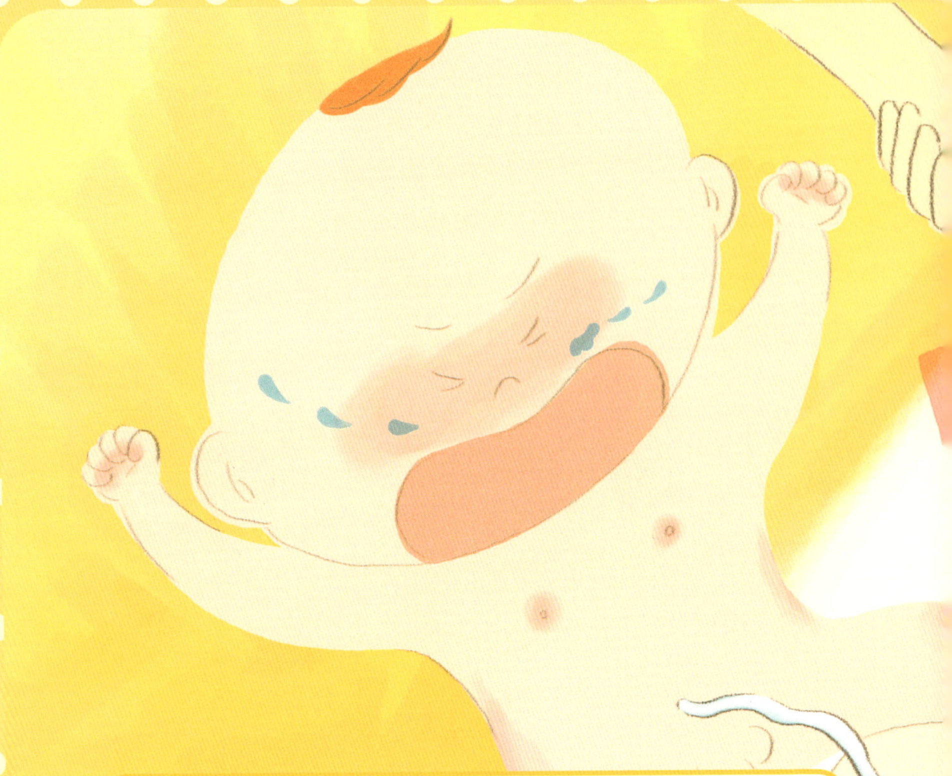

아기는 어디에서 오는 걸까?

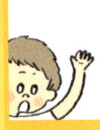 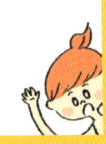

아기가 태어나는 방법은 한 가지가 아니에요.

아기가 충분히 자라면 아기를 밀어내려고 자궁이 오그라들어요. 그리고 아기는 질을 통해 세상 밖으로 나와요.
또 한 가지, 엄마의 배를 가르고 아기를 꺼내는 방법도 있어요. 어느 쪽이든 멋진 생명. 태어나줘서 고마워요!

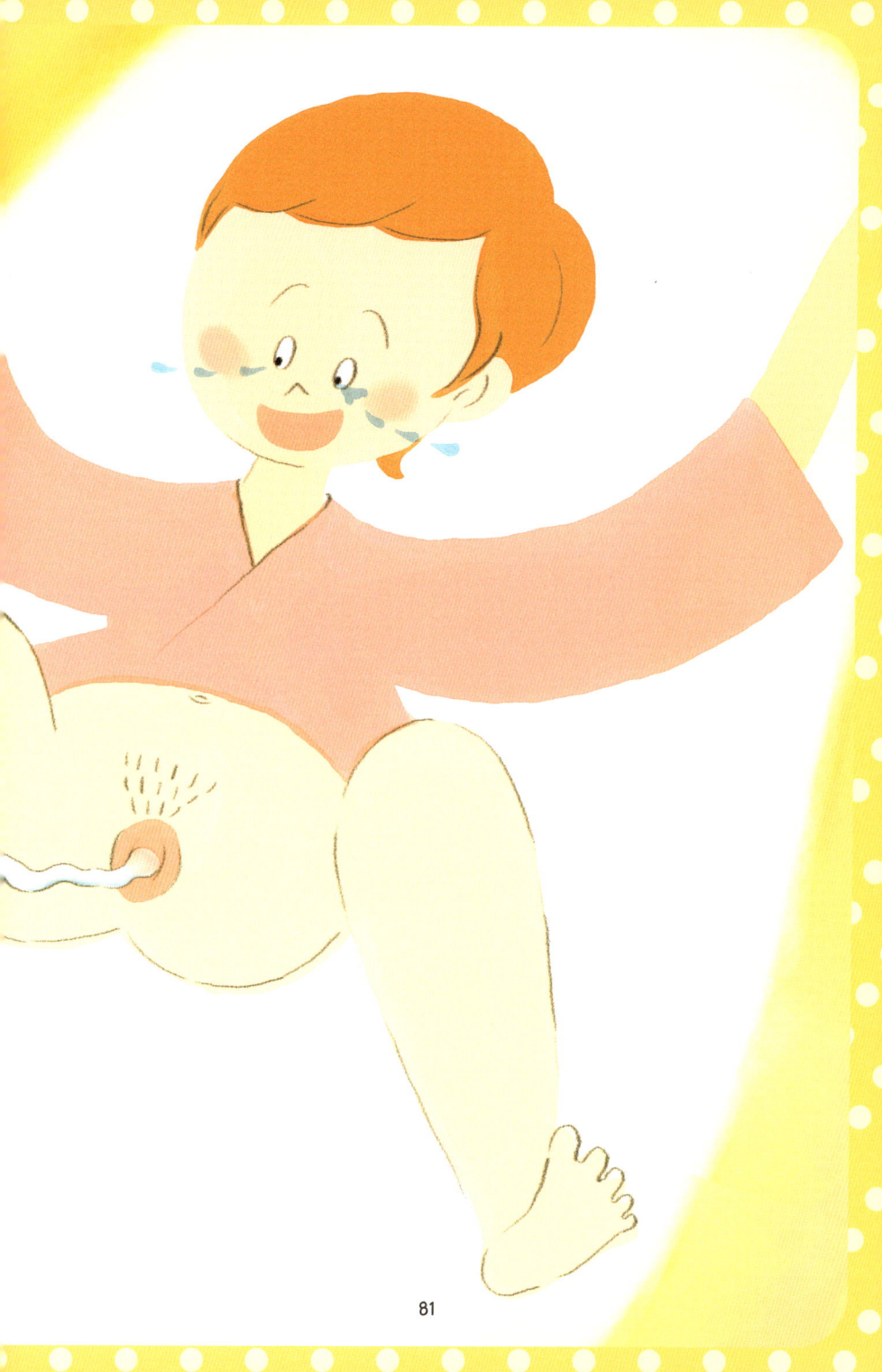

몇 살이 되면 임신해도 괜찮을까?

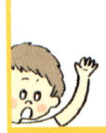 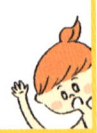

몸과 마음이 충분히 성장한 다음이 좋아요.

임신은 여러분이 혼자서 살아갈 수 있는 나이가 될 때까지 기다리는 게 좋아요. 몸이 제대로 성장하기 전에 아기를 낳으면 아기의 몸도 엄마의 몸도 위험할지 몰라요. 아기를 키우려면 돈도 많이 들어요. 그러니 혼자 생활할 수 있고 몸도 마음도 아기를 맞을 준비가 되었을 때 임신해야 육아를 즐길 수 있어요. 초등학생에게는 초등학생 때만 할 수 있는 일이 많아요. 그 나이에서만 할 수 있는 경험을 많이 쌓으세요.

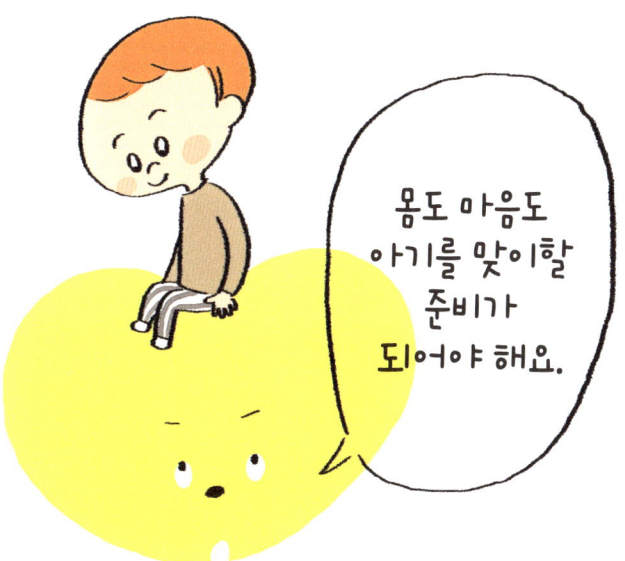

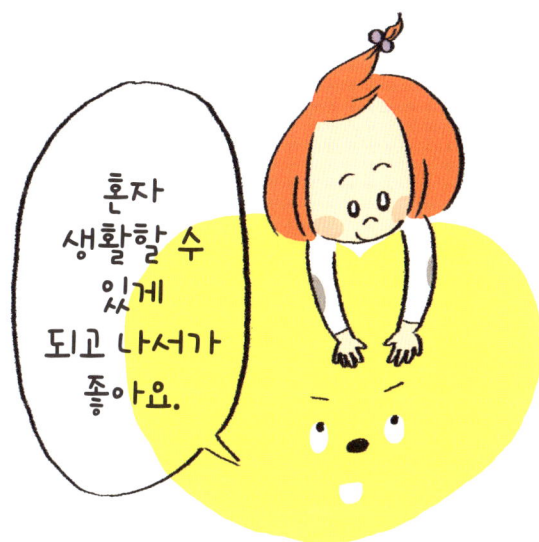

성교육으로 아이의 자기 긍정감을 높여주세요

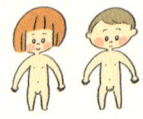

아이들의 80% 가까이는 만 5세 무렵부터 생명에 관한 다양한 질문을 합니다. 사실 이 5세라는 나이에는 그럴 만한 이유가 있어요. 5세 정도면 여동생이나 남동생이 생길 때가 많아요. 그러면 역시 아기는 어디에서 오는지 궁금하겠지요.

이것은 아이들이 성에 눈을 뜬 게 아니라 '생명은 멋져'라는 순수한 기분으로 품는 의문입니다. 생명이 생기는 법을 안다는 것은 자기가 태어난 기적을 아는 것으로 이어집니다.

아이가 의문을 품었을 때야말로 기회입니다. "네가 태어난 건 …"이라고 말문을 열면서 지난 추억과 함께 생명이 얼마나 멋진지 이야기해보세요. 그러면 아이의 자기 긍정감이 높아져 자기만이 아닌 주위 사람도 존중하게 됩니다.

최근에는 초등학생이 성관계를 한다는 이야기도 들리는데, 흥미 위주의 성관계를 하면 임신하거나 성인지감수성에 문제가 생길 수 있습니다.

서로 좋아하는 마음이 있어도 만 13세 미만의 성관계는 법률로 금지되어 있습니다. 성교육을 통해 생명의 소중함을 전하고 자기만이 아닌 가족과 친구, 연인을 배려하는 마음을 키워가도록 합니다.

5장
나를 지키기

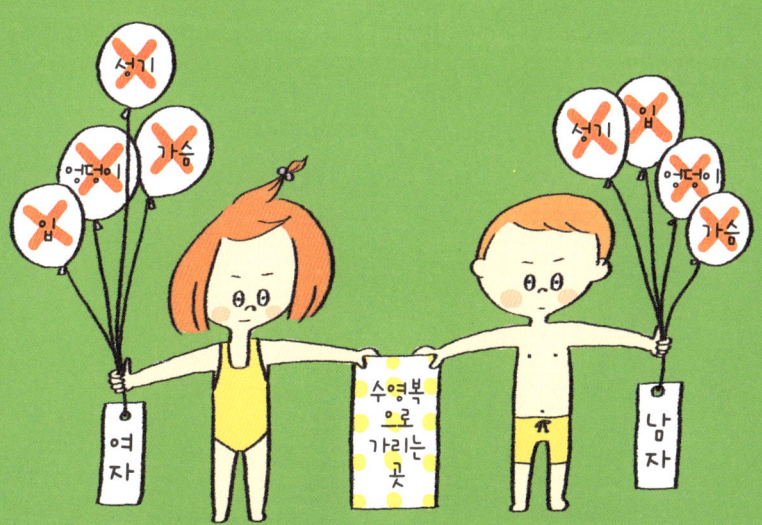

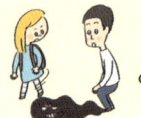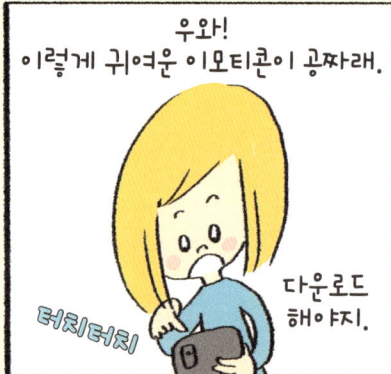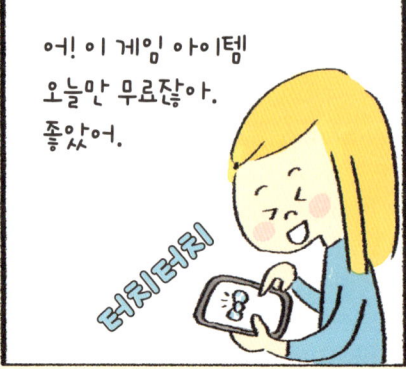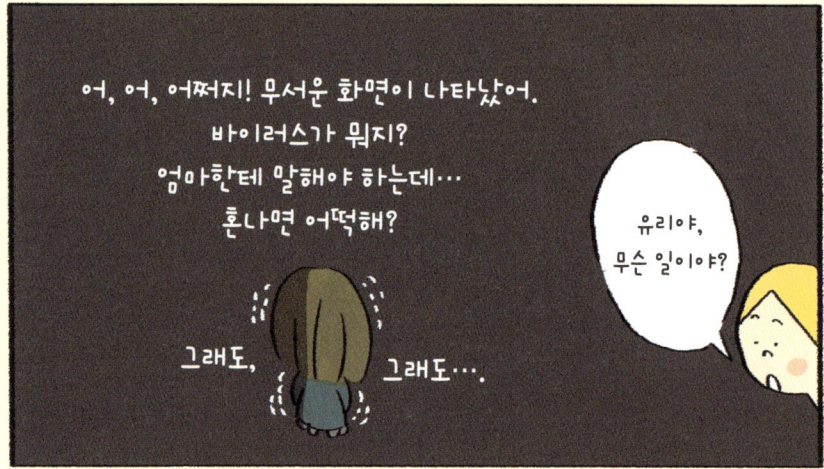

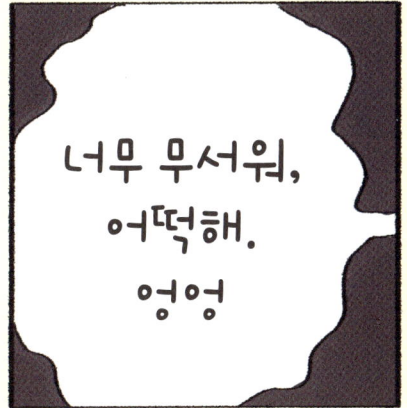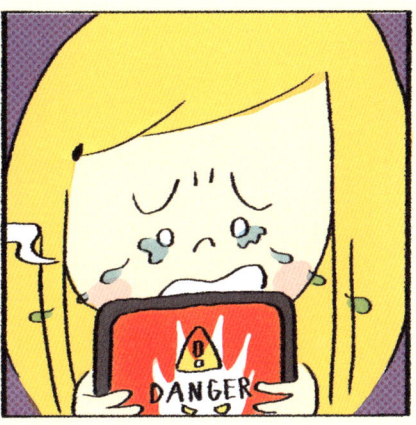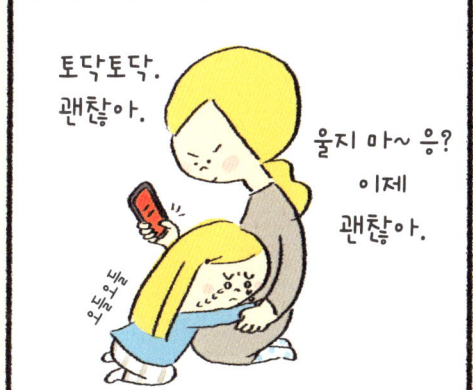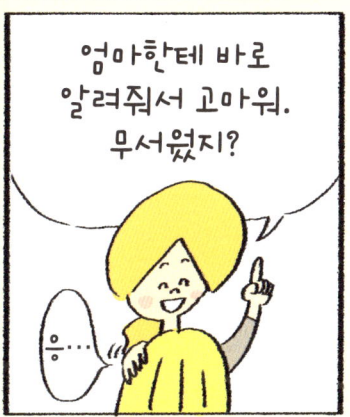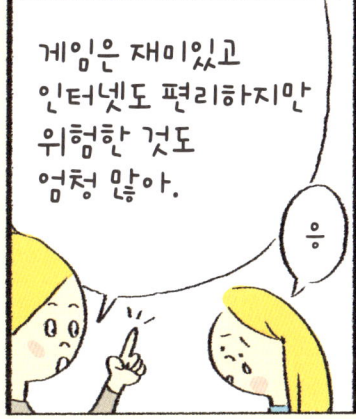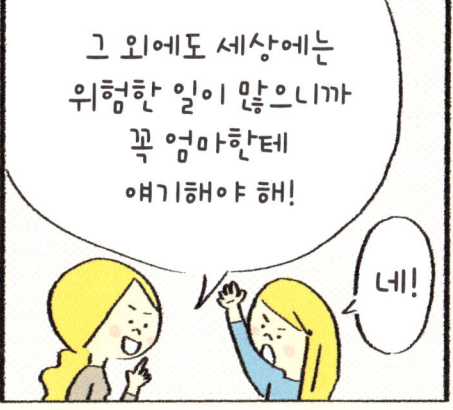

친구가 팬티 속을 보여달라고 하면?

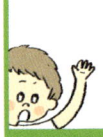 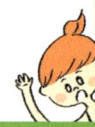

"안 돼!"라고 단호하게 거절해요.

몸에는 자기만의 소중한 곳이 있어요. 그건 바로 입과, 수영복으로 가리는 가슴, 엉덩이, 성기예요.

남자든 여자든 그곳을 남에게 보이거나 만지게 해서는 안 돼요. 만약 친구가 보여달라고 하면 "안 돼!"라고 거절해야 해요. 그곳을 보여달라고 하거나 만지려는 어른, 그리고 그곳을 보여주거나 만지게 하는 어른은 정말 위험해요! 그런 사람을 만나면 큰 소리로 도움을 청하세요. 그리고 엄마 아빠나 선생님에게 이야기하세요.

여러분의 "안 돼!"라는 말에는 엄청난 힘이 있어요.

수영복으로 가리는 곳

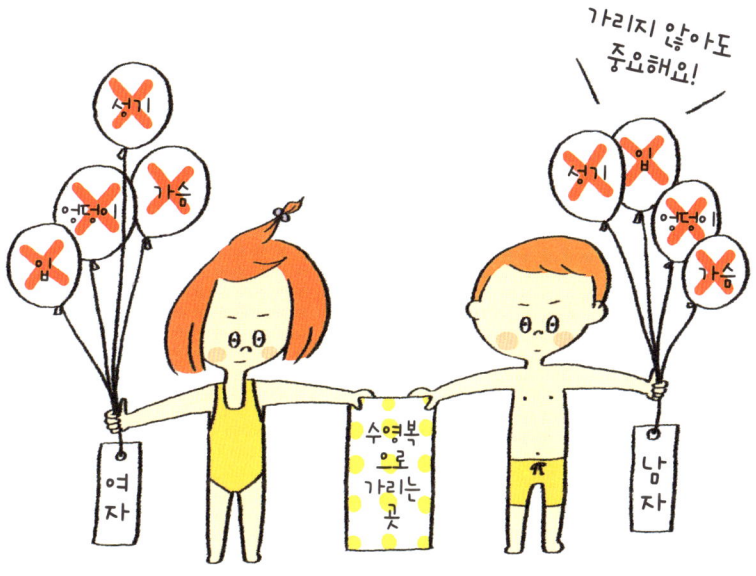

수영복으로 가리는 곳은 남에게 보이거나 만지게 해서는 안 돼요.
자기만의 소중한 곳이에요.

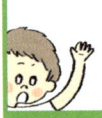 ## 모르는 어른이 말을 걸면?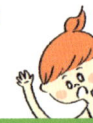

모르는 어른은 절대 따라가면 안 돼요.

"길을 몰라서 그러는데 같이 가줄래?"
"배가 아픈데 좀 도와주지 않을래?"
이렇게 모르는 어른이 말을 걸어도 절대 따라가면 안 돼요. 위험한 사람이 꼭 이상한 모습을 하고 있는 건 아니에요. 상냥하고 좋은 사람처럼 보여도 사실은 나쁜 사람일 수 있어요. 좋은 사람인지 나쁜 사람인지 구별하기는 어려우니 모르는 사람이 "같이 가자"라고 부탁하면 반드시 거절해야 해요.
만약 길을 물어온다면 "어른한테 물어보세요"라고 말해요. 그 정도만 해도 충분히 도와준 거니까요.

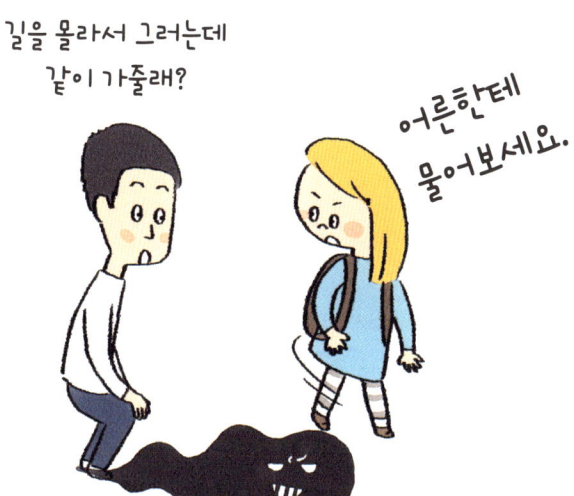

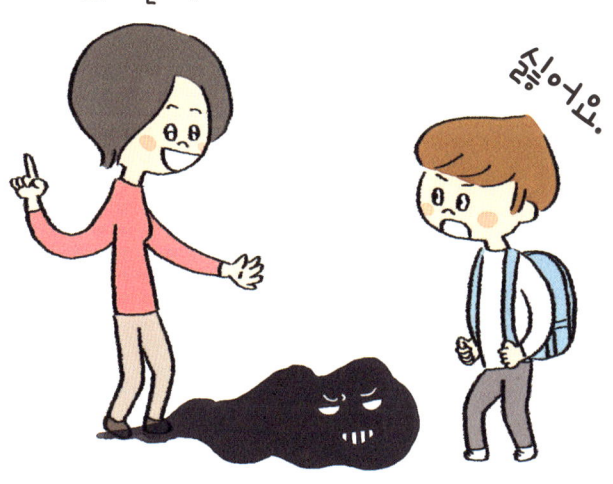

좋은 사람처럼 보여도 절대 따라가면 안 돼요!

무료 스마트폰 앱은 사용해도 될까?

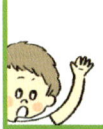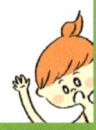

사용하기 전에 엄마 아빠와 상의해요.

스마트폰 앱에는 돈이 드는 것과 공짜인 게 있어요. 앱 중에는 나쁜 사람들이 돈을 벌기 위해 아이를 유인하려는 것도 많아요. 하지만 안전한 앱과 위험한 앱을 구별하기란 어른도 어려워요. 그러니 절대 혼자서 앱을 다운로드해서는 안 돼요. 꼭 엄마 아빠의 허락을 받아야 해요.

스마트폰 게임을 하다가 새 아이템이 갖고 싶을 때도 반드시 엄마 아빠한테 물어보세요. 약속해요!

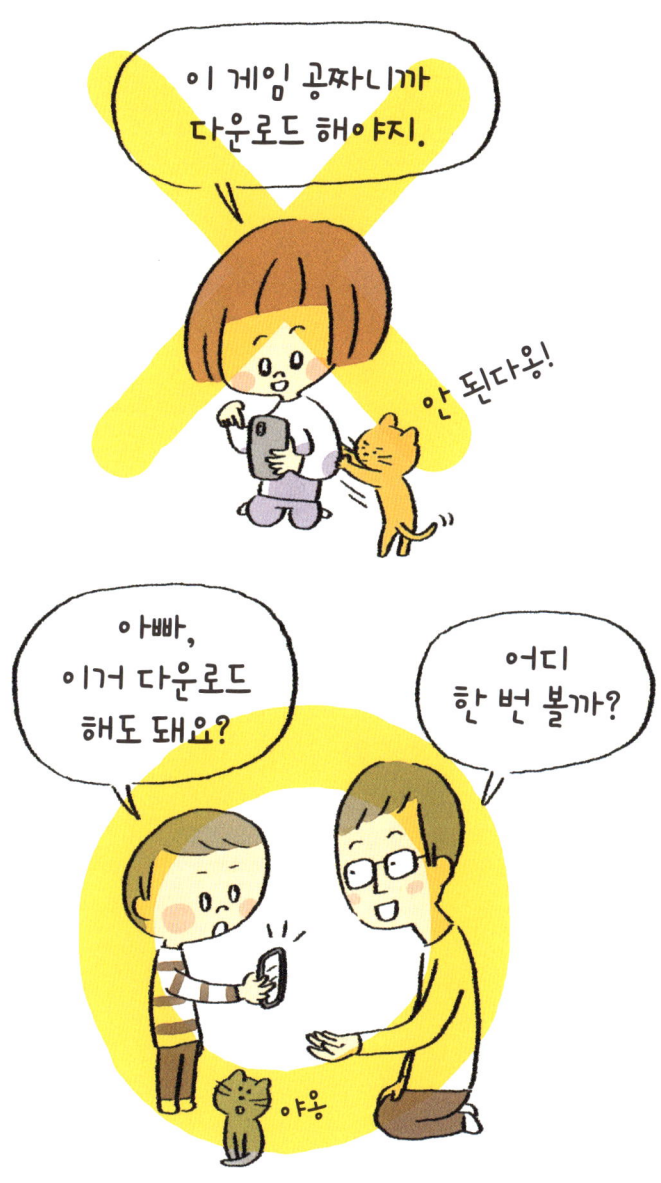

스마트폰은 엄마 아빠와 상의하면서 사용해요.

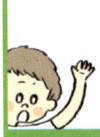 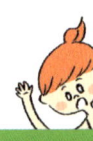

몸의 고민을 인터넷에 털어놔도 될까?

먼저 친한 사람과 상담해요.

수많은 정보로 가득한 인터넷 세계이지만, 몸의 고민을 물어봐도 바른 답을 얻기는 어려워요.

몸의 고민은 인생의 선배인 엄마 아빠, 할머니 할아버지 그리고 선생님에게 물어보세요.

만일 엄마 아빠가 여러분의 고민을 듣고 놀란 표정을 짓는다면, 그건 여러분에게 전해줄 멋진 답을 준비하고 있는 거예요. 여러분이 궁금해하는 답을 분명 알려줄 거예요.

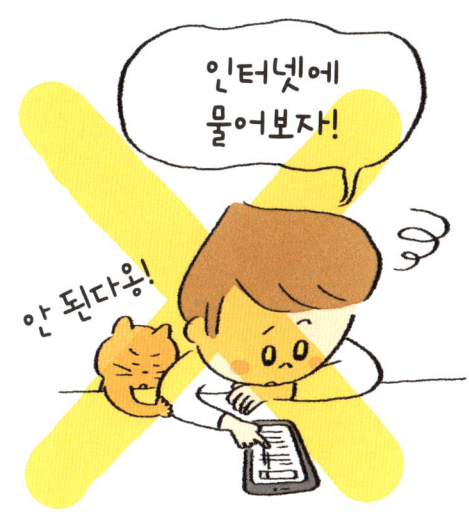

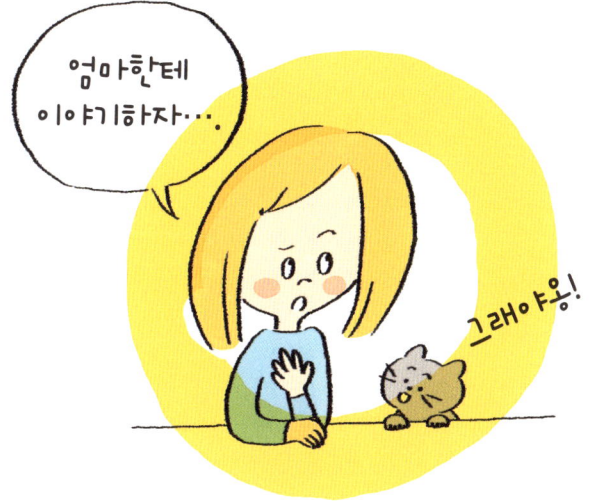

인터넷은 편리하지만, 뭐든 믿는 것은 위험해요.
인터넷은 모든 걸 가르쳐주는 선생님이 아니에요.

퀴즈 2
엄마 아빠와 함께 하는 퀴즈

아래 그림 중에서 자신의 엄마와
똑같은 모습으로 태어나는 생물은 어느 것일까요?

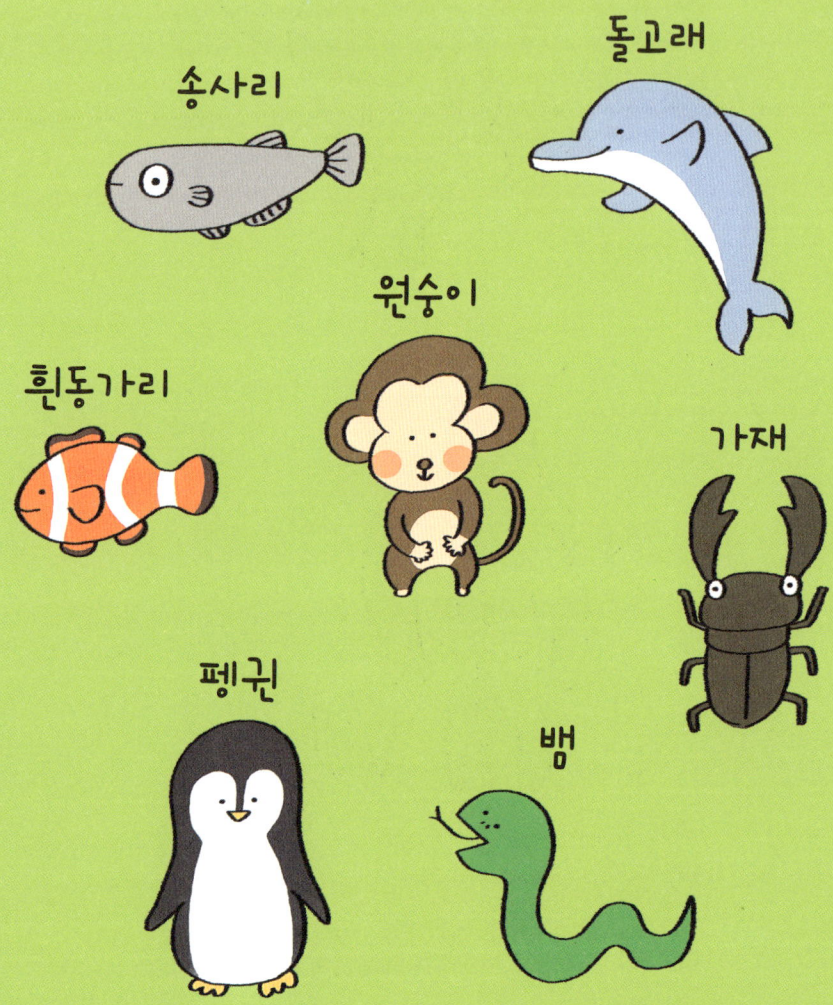

>>> 답은 111페이지

부모님 advice ⑧ 스마트폰 앱과 SNS로부터 아이를 지키는 법

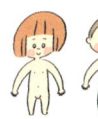
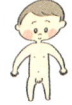

만 18세 미만 아동 청소년이 SNS 관련 사건이나 스마트폰 앱을 이용한 사건에 휘말리는 경우가 많이 보고되고 있습니다. 사건에 휘말려도 '엄마 아빠한테 혼날까봐' 이야기조차 꺼내지 못하는 아이가 있음을 감안하면 실제로는 더 많은 아이들이 이 문제로 두려움에 떨고 있을 것입니다.

SNS와 관련하여 곤란한 일을 당했을 때는 반드시 부모님과 상의할 것, 상의 없이 스마트폰 앱을 다운로드하지 않을 것 등의 규칙을 미리 정해둡니다.

최근에는 온라인 게임으로 알게 된 상대와의 만남이 문제가 되거나 범죄로 이어지기도 하는데, 게임의 영웅이 진짜 영웅은 아닙니다. 온라인 게임이나 SNS에서 알게 된 사람과는 절대 만나지 못하게 못박아둡니다.

"당신의 컴퓨터에 바이러스가 감지되었습니다"라는 사기 경고도 주의가 필요합니다. 이상한 경고나 전화번호가 화면에 뜨면 경고음이 울려도 당황하지 않고 부모님에게 이야기하도록 철저히 교육해주세요. **그리고 아이가 실제 겪은 상황을 설명해주면 칭찬을 아끼지 말아야 합니다. 그것이 바로 자신을 지키는 올바른 행동이라는 사실을 다시 한번 강조해주세요.**

부모의 역할은 스마트폰 앱이나 SNS 지식을 아이에게 바르게 전해주는 것입니다. 그것이 곧 아이를 위험한 인터넷 세상으로부터 안전하게 지키는 길입니다. 아이가 몸의 고민을 털어놨을 때 상담해주는 것은 어른이 마땅히 해야 할 역할입니다. 따라서 아이가 상담을 요청해올 때를 미리 대비해두는 것이 좋습니다.

부모님 advice

아이가 성인 사이트를 볼 때의 대처법

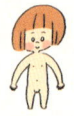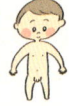

아이가 인터넷을 사용하기 시작하면 성인 사이트에 흥미를 갖는 것은 당연합니다. 보고 싶어 하는 것은 아이의 본능입니다. 아이에게는 아이들만의 세계가 있어서 본인은 보고 싶어 하지 않아도 친구가 보자고 유혹하면 거절하기 힘들 때도 있을 것입니다.

인터넷의 성인 사이트는 사람을 유인하는 구조로 되어 있습니다. 그러니 아이가 성인 사이트를 보더라도 혼내지 않도록 합니다. 혼내면 혼낼수록 아이는 감추기에 급급해집니다. 성인 사이트를 보면 혼난다는 인식이 아이에게 생기면, 실제로 문제가 일어났을 때 부모에게 상담하기 어려워집니다.

앞으로의 시대에 인터넷은 아이의 세상을 넓혀줄 필수 아이템입니다. 사용하지 못하게 하는 게 불가능한 만큼, **아이를 범죄나 분쟁에서 지키려면 인터넷을 차단하기보다 사이트를 볼 때의 규칙이나 문제가 일어났을 때의 대처법을 확실히 알려주는 것이 무엇보다 중요합니다.** 미리 대비하면 문제가 생겼을 때 쉽게 대응할 수 있습니다.

6장
마음 이야기

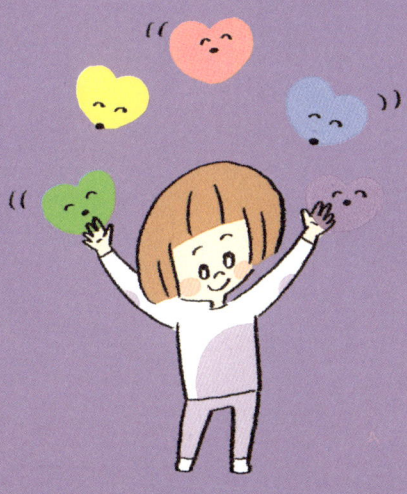

상대의 기분을 배려하자

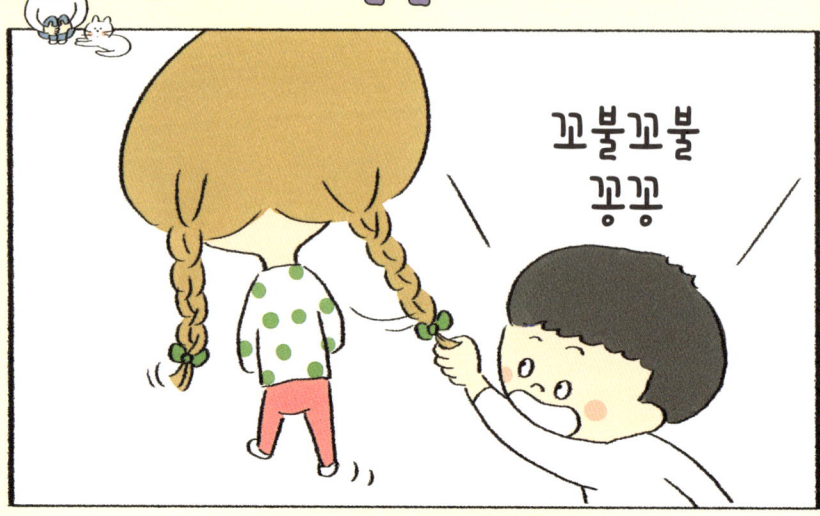
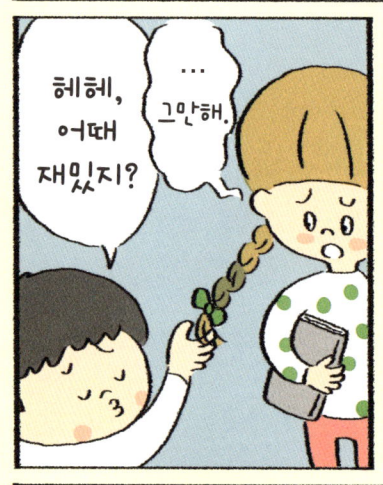
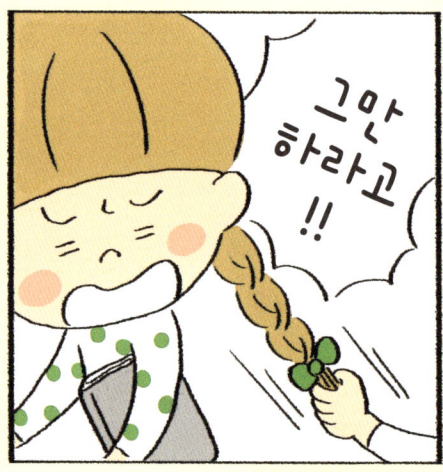
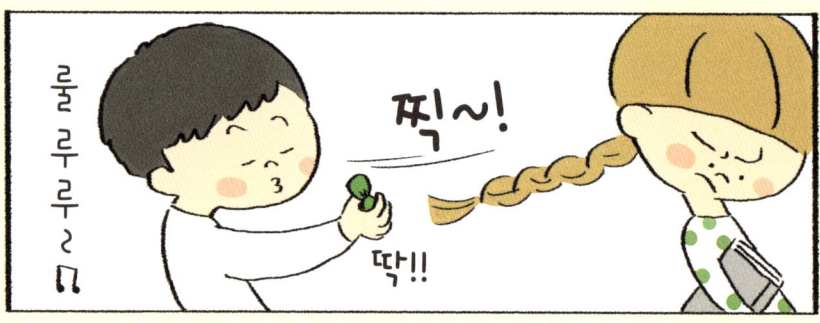

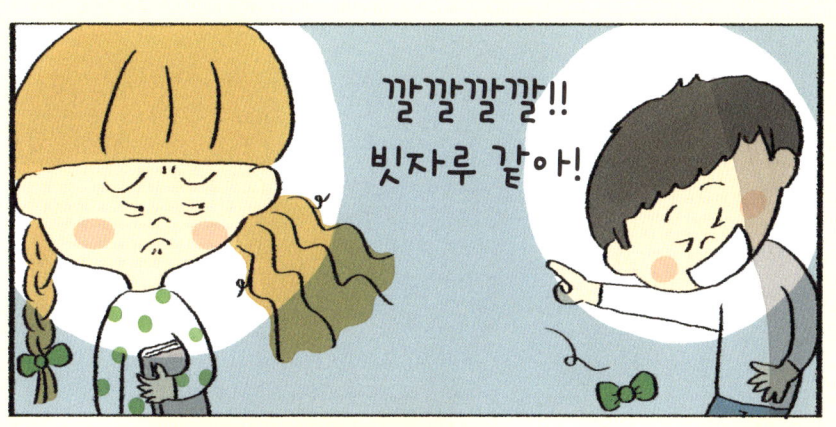
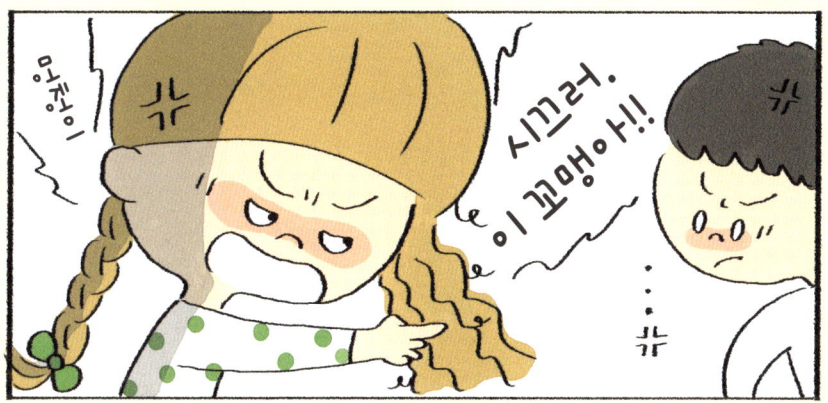
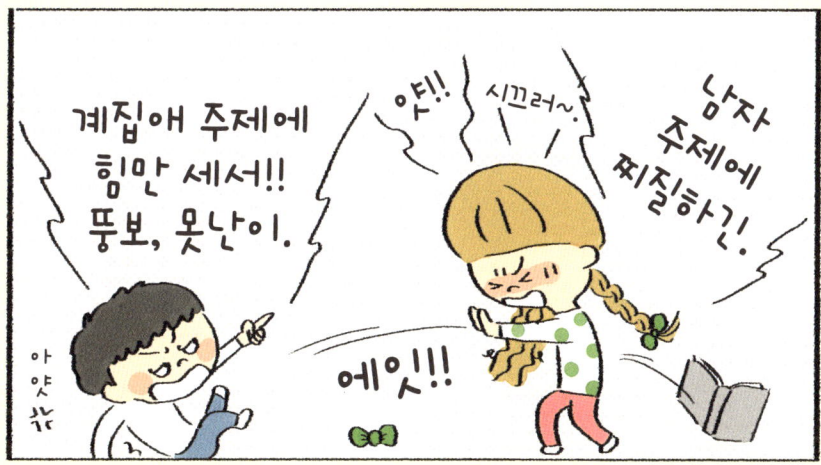

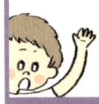 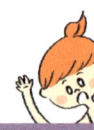

배려란 뭘까?

다른 사람의 기분을 생각하고 행동하는 거예요.

상대가 싫어하는 말이나 행동을 하는 건 상대를 괴롭히는 거예요.

여러분은 그냥 장난이어도 상대는 많이 상처받았을지 몰라요. 여러분이 한 말이나 행동에 상대는 어떤 기분이 들까요? 다른 사람의 기분을 생각하는 건 사실 굉장히 중요해요.

예를 들면, 친구의 외모를 놀리거나 몸의 소중한 곳을 만지려 하면 절대 안 돼요.

만일 그런 일을 당했다면 꼭 엄마 아빠나 선생님에게 이야기 해야 해요.

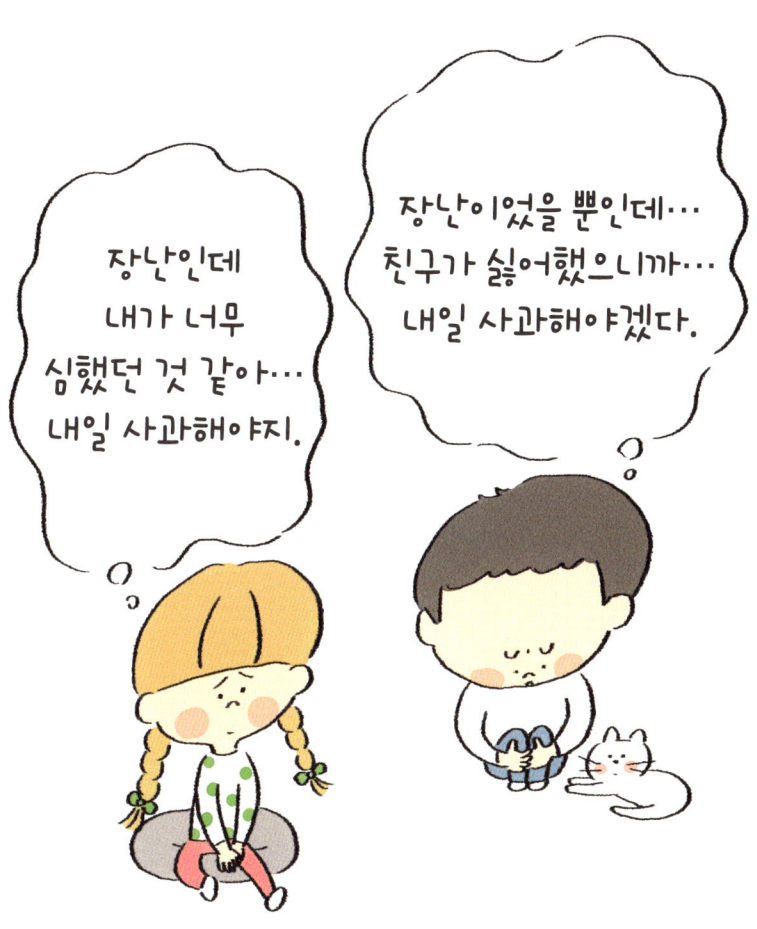

상대의 기분을 생각하는 것은 굉장히 중요해요.

누군가를 좋아하게 된다는 건?

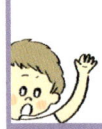 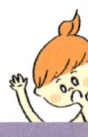

좋아하는 감정은 정말 다양해요.

상대의 좋은 점이나 자신과 다른 점을 깨닫고 그 사람을 좋아하게 될 수 있어요. 그와 반대로 누군가가 나의 좋은 점을 발견하고 좋아해줄 수도 있지요.

또 "난 석희가 똑똑해서 좋아" "난 창민이가 축구를 잘해서 좋아"와 같이 자기와 다른 성별의 사람을 좋아하게 되는 일도 있지만, 자기와 같은 성별의 사람을 좋아하게 되는 일도 있어요.

좋아하는 감정에는 정말 다양한 형태가 있어요.

어떤 형태든 사람을 좋아하게 된다는 건 굉장히 멋진 일이에요.

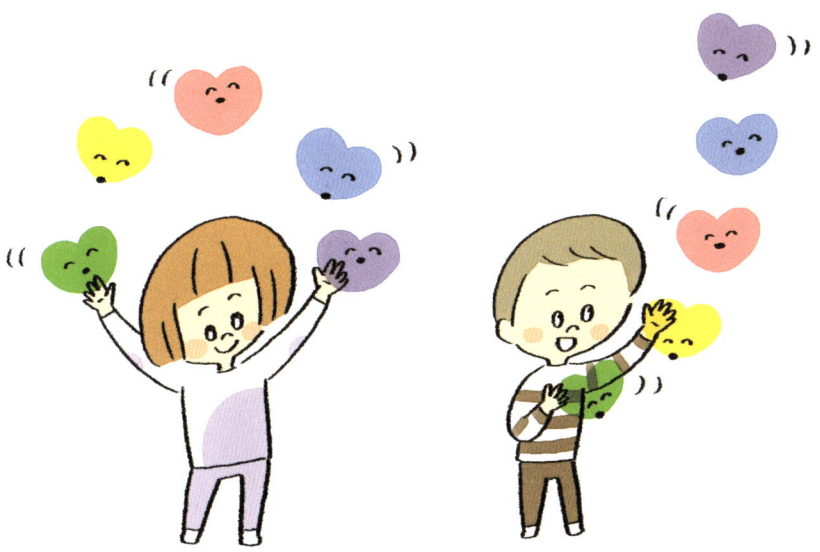

좋아하는 감정에는 정말 다양한 형태가 있어요.
여러분이 좋아하는 것을 찾아보세요!

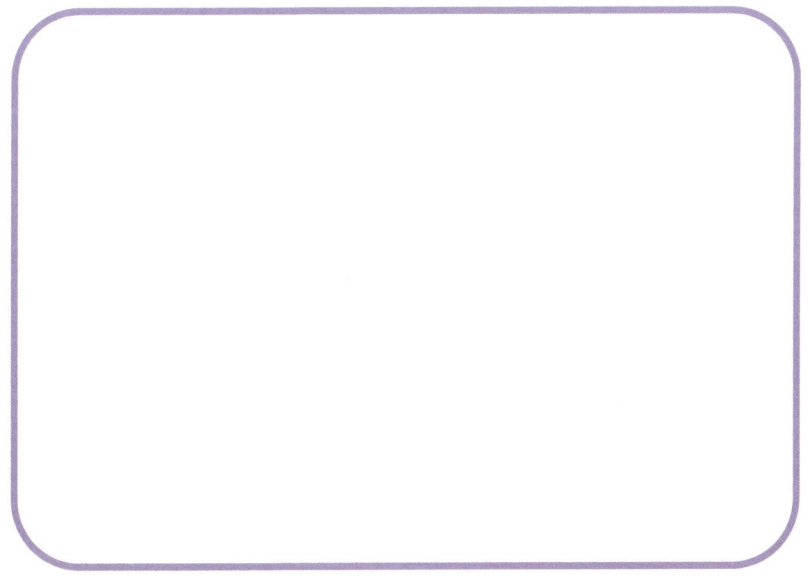

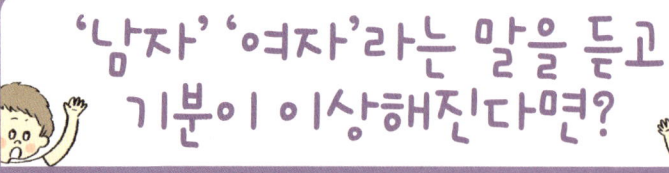

'남자' '여자'라는 말을 듣고 기분이 이상해진다면?

자신의 기분을 소중히 여겨요.

"넌 남자니까 파란색 가방으로 해."
"넌 여자니까 예쁜 옷을 입어야지."
이런 말을 듣고 기분이 이상해지는 건 절대 잘못된 게 아니에요.
남자, 여자라는 성별에 관계없이 자기가 좋아하는 것이나 자기가 느낀 감정을 소중히 여기면 돼요.

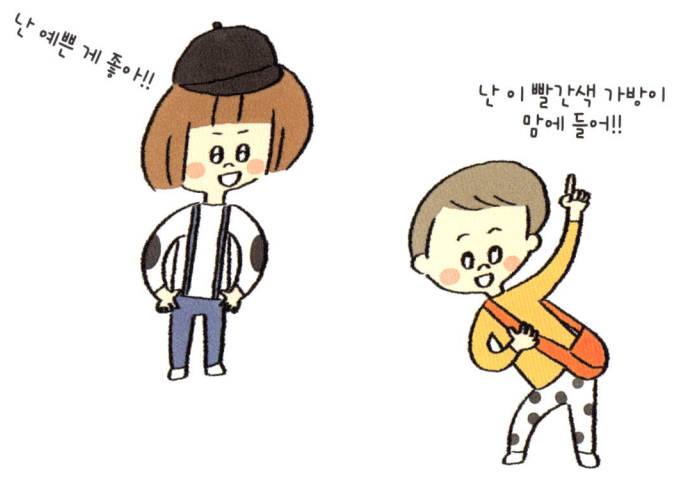

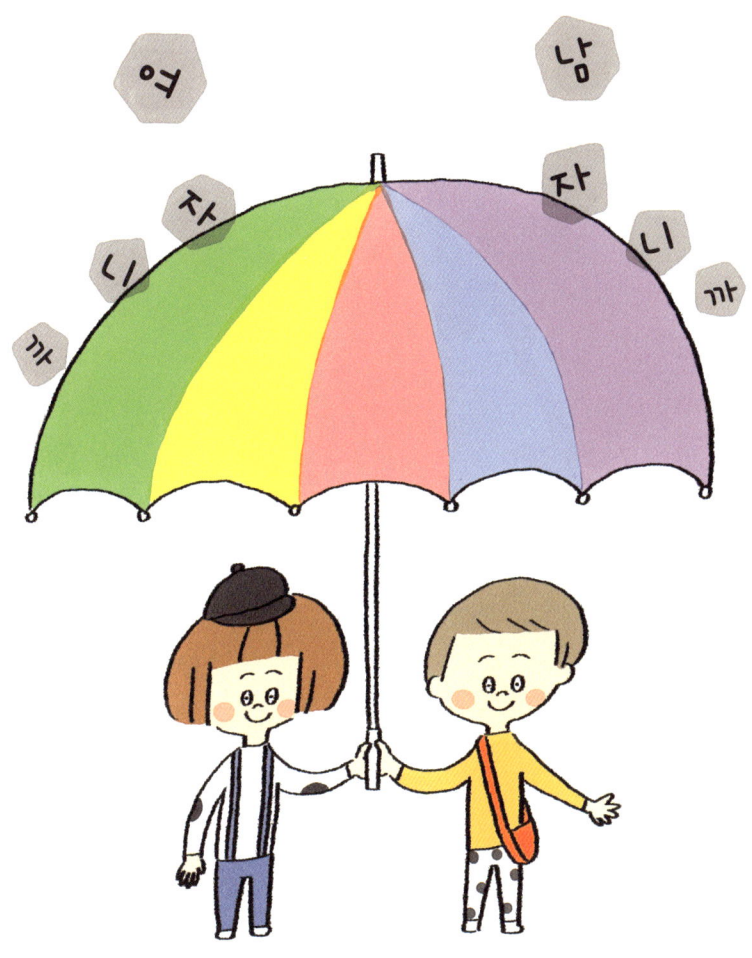

'남자' '여자'이니까가 아닌 자신의 기분이 중요해요.
누구를 좋아하게 되든지 어떤 옷을 입든지 여러분은 최고로 멋지니까요!

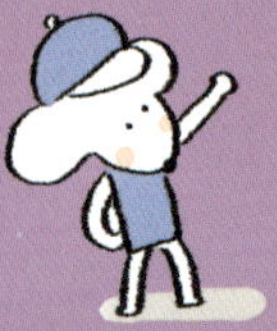

퀴즈 3
정자를 찾아라

이 중에 방긋방긋 정자가 딱 하나 섞여 있어요. 찾아보세요!

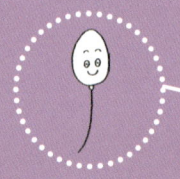
— 방긋방긋 정자

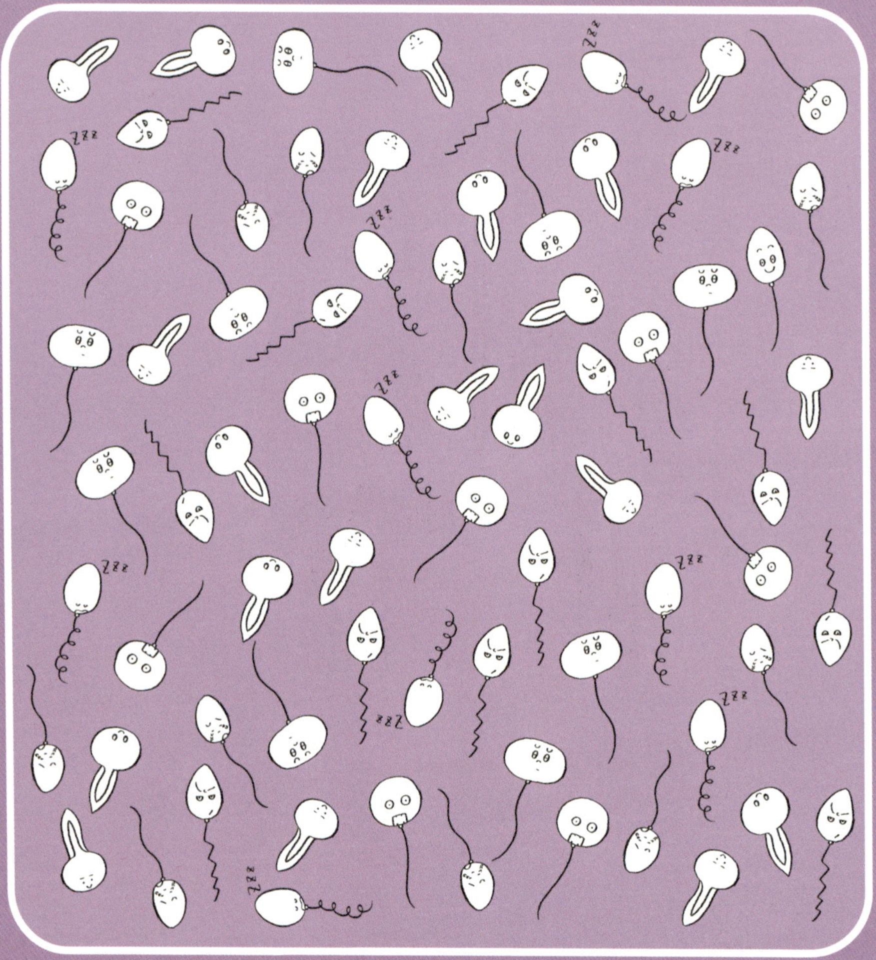

>>> 답은 111페이지

부모님 advice ⑩ 성의 다양성을 이해하고 받아들여야 할 때

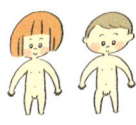

여러분은 'LGBT'란 말을 알고 있나요? LGBT란 L:레즈비언(여성동성애자), G:게이(남성동성애자), B:바이섹슈얼(양성애자), T:트랜스젠더(출생 시에 진단받은 성과 자신이 인정하는 성이 불일치하는 자)의 약자입니다.

이 네 가지에 해당하지 않는 사람도 있을 수 있을 만큼 세계적으로 성의 다양성이 인정받고 있습니다.

미래를 이끌어갈 아이들은 다양한 사람과 더불어 살아간다는 의식을 가져야 합니다. 그러려면 먼저 부모 세대가 사고방식을 바꾸어야겠지요. 아이에게 "남자니까" "여자니까"라는 고정관념을 강요하고 있지는 않나요?

글로벌화하는 사회 속에서 그런 고정관념에 희생되는 것은 아이들입니다. **성별에 얽매이지 않고 자기 마음을 소중히 여기고 사람을 좋아하는 데 어떤 차별도 해선 안 된다는 것을 부모 세대인 우리가 먼저 이해하고 받아들여야 합니다.** 아이들이 성의 다양성을 인정하고 편견 없이 대할 수 있는지는 부모의 인식에 달렸습니다.

부모님이 먼저 이 부분에 대해 공부한 후 서로의 다름을 혐오하지 않고 존중하도록 이끄는 성교육이 필요합니다.

맺는 글

여러분은 여러분의 어떤 점이 좋은가요?
이 책에는 여러분이 자신을 훨씬 더 좋아하게끔, 여러분이 알고 싶어 하는 것과 여러분에게 알려주고 싶은 것들이 정리되어 있어요.
처음으로 알게 된 책 속 이야기에 어쩌면 조금 놀랐을 수도 있었겠지요. 이 책을 통해 여러분이 우리의 몸이 얼마나 신비로운지 그 위대함을 조금이라도 느꼈다면 저는 정말 기쁘겠어요.
여러분 한 사람 한 사람은 멋진 존재이고, 모두가 누군가에게는 꼭 필요한 소중한 사람이랍니다.
모두가 열심히 살아가고 있고, 사람은 혼자서 살아갈 수 없어요.
그러니 자기도, 친구도, 좋아하는 사람도 모두 소중히 여기는 사람이 되도록 해요.
어른으로 향하는 계단을 오르다 보면 처음 경험하는 일들과 고민도 지금보다 훨씬 더 많겠지만, 조금 먼저 태어난 어른인 제가 한마디 할게요.
여러분이 멋진 사람과 많이 만나 매일 웃으며 보낼 수 있기를 진심으로 빌어요.
태어나줘서 정말 고마워요.

— 노지마 나미

퀴즈 정답

p.64

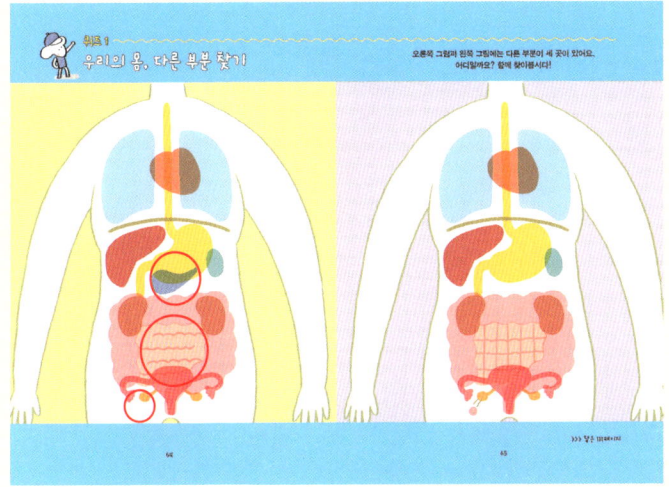

p.96

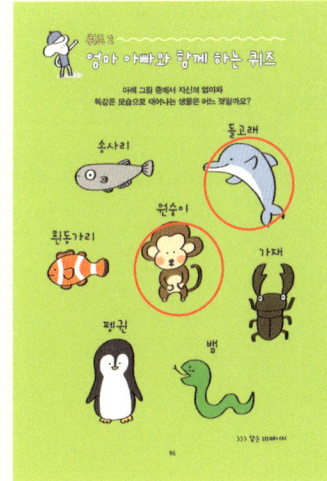

p.108

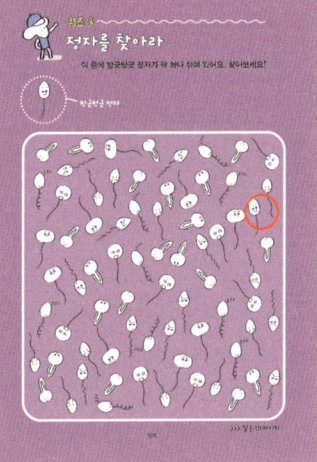

엄마는 왜 고추가 없어?

2021년 5월 3일 초판 1쇄 | 2025년 6월 20일 9쇄 발행

지은이 노지마 나미 **그림** 하야시 유미 **옮긴이** 장은주
펴낸이 이원주

기획개발실 강소라, 김유경, 강동욱, 박인애, 류지혜, 고정용, 이채은, 최연서
마케팅실 양근모, 권금숙, 양봉호 **온라인홍보팀** 신하은, 현나래, 최혜빈
디자인실 진미나, 윤민지, 정은예 **디지털콘텐츠팀** 최은정 **해외기획팀** 우정민, 배혜림, 정혜인
경영지원실 강신우, 김현우, 이윤재 **제작팀** 이진영
펴낸곳 비에이블 **출판신고** 2006년 9월 25일 제406-2006-000210호
주소 서울시 마포구 월드컵북로 396 누리꿈스퀘어 비즈니스타워 18층
전화 02-6712-9800 **팩스** 02-6712-9810 **이메일** info@smpk.kr

ⓒ 노지마 나미 (저작권자와 맺은 특약에 따라 검인을 생략합니다)
ISBN 979-11-90931-44-1 (77590)

- 이 책은 저작권법에 따라 보호받는 저작물이므로 무단전재와 무단복제를 금지하며, 이 책 내용의 전부 또는 일부를 이용하려면 반드시 저작권자와 (주)쌤앤파커스의 서면동의를 받아야 합니다.
- 잘못된 책은 구입하신 서점에서 바꿔드립니다.
- 책값은 뒤표지에 있습니다.
- 비에이블은 (주)쌤앤파커스의 브랜드입니다.

쌤앤파커스(Sam&Parkers)는 독자 여러분의 책에 관한 아이디어와 원고 투고를 설레는 마음으로 기다리고 있습니다. 책으로 엮기를 원하는 아이디어가 있으신 분은 이메일 book@smpk.kr로 간단한 개요와 취지, 연락처 등을 보내주세요. 머뭇거리지 말고 문을 두드리세요. 길이 열립니다.

 품명 도서 **제조자명** 쌤앤파커스 **제조국** 대한민국 **사용연령** 만 3세 이상 **제조년월** 2021년 5월
종이에 베이거나 긁히지 않도록 조심하세요. 책 모서리가 날카로우니 던지거나 떨어뜨리지 마세요.
KC마크는 이 제품이 공통안전기준에 적합하였음을 의미합니다.